丁寧に考える新型コロナ

岩田健太郎

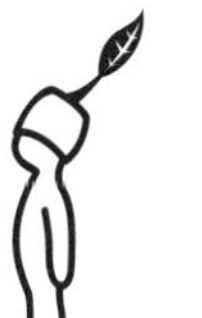

光文社新書

はじめに

分かりやすい、は分かりにくい。

「どうも、テレビはどうしても『分かりやすく』伝えようとしすぎて失敗しちゃうんですよね、反省です」

ある日、某テレビ局のスタッフがこうぼくに言いました。

ぼくが取材を受けたとき、「テレビや新聞などが、新型コロナウイルス感染問題をうまく伝えていない」と苦言を呈したのです。

そこで彼は苦笑しながらこう言ったのでした。まあ、ぼくはメディアにはたいてい苦言ばかり言っていますから、苦笑もされるわけです。

しかし、この方の言う「『分かりやすく』伝えようとしすぎ」という指摘は、ぼくには合点がいきませんでした。彼の言わんとするところは理解できなくはありません。メディアが「分かりやすく」伝えすぎている、はよく言われる批判の定型句だからです。

が、本当のところは違うのではないか。実際には、

分かりやすいことは、いいことだ。

とぼくは思うのです。分かりやすいことが悪いのではない。

でも、テレビは「分かりやすさ」を追求し、そしてその「分かりやすさ」が悪いのだ、と自己批判しています。なぜ、分かりやすいとだめなのか。

この、若干ひねくれた議論。実は、テレビなどのラージメディアの多くは「分かりやすさ」というものを勘違いしていないかと思うのです。つまり、

結論だけ短く断言する

ことが、分かりやすさなのだと。
でも、ちょっと考えてみてください。結論だけ短く断言して、よく理解できることなど、世の中にあるのでしょうか。学校の勉強、料理、スポーツ、楽器の演奏……なんでもいいです。

「正確に計算すれば問題は解ける」

とか、

「強火で焼けば、美味しい卵焼きができる」

とか。これって、分かりにくい。ぼくはそう思います。ぼくがひねくれているせいなのかもしれませんが、

「正確に計算すれば問題は解ける」

という命題。ぼくには少しも分かりやすくありません。むしろ、数々の疑問が生じてきます。「分からない」からです。

「正確に計算する」とはどういうことか。

「正確に計算」しさえすれば、本当に問題は解けるのか。問題を解く要諦は正確さにしかないのか。

そもそも「正確に計算」するためにはどうすればいいのか。

などなど、分からないことがどんどん増えていきます。

料理についても同様です。

「強火」とはどのくらいの火なのか（料理本で悩ましいのは「少々」とか「適量」の意味が素人には分からないことですね、クッ◯パッドさん）。

本当に強火なら美味しくなるのか。弱火で美味しいという選択肢はないのか。

そもそも時間的には何秒の強火が必要なのか。強火にすれば、他の要素は必要ないのか。

などなど、どんどん疑問が湧いてきます。

本来、「分かる」とは非常に重たいコトバです。ぼくは安易に使わないことにしています。

いや、怖くて使えない。

ぼくは感染症の専門家ですが、だからこそ、

「○○という感染症については分かった」


とは怖くて口に出せません。

感染症について勉強すればするほど、分からないこと、疑問に思うことが増えてきます。だから、「分かった」とは怖くて口にできなくなる。

例えば、風邪とか膀胱炎みたいにシンプルで、昔からよくある感染症であっても、分からないことはたくさんあります。「風邪だ」と正確に言い当てるにはどうしたらよいか。風邪をどうやって治療したらよいのか。こんな単純な疑問についても、100％正しい解答は得られないのが、２０２０年の医学のレベルです。

歴史上、感染症の領域ではたくさんの研究がなされてきました。たくさんのことが判明し

ましたが、同時に新たな疑問もたくさん湧いてきました。

結局のところ、現在の感染症領域の知識体系で言うならば、分からないことのほうが分かっていることよりもずっと多いくらいです（だからこそ、研究のネタは尽きないのですけど）。医学部を卒業して、３、４年しか経っていない若手が、

「なんとか病についてはもうだいたい分かった」


などとエラソーに言っているのを見ると、「うっそだー」と思ってしまいます。彼（女）が分かっているのは、せいぜい、教科書とかマニュアルに載っている診断法とか治療法を覚えましたよ、とか、最新の論文にはこう書いてありましたよ、という「情報を飲み込みましたよ」「俺はとっても勉強してますよ」というアッピール程度の理解です。

もちろん、そういう若手を責める気にはなれません。俺もかつてはそうだったから。いや、医者ならみんな、どこかで経験する蹉跌《さてつ》なのですよ。そして、そのシクジリを乗り越えて、人は成長し、成熟していく。なかには、勘違いしたまんま、年月を経てしまう医者も珍しくはないけれども……。

「分かる」とは、「分かる」と「分からない」の境界線がちゃんと引けるということです。どこが分かっていて、どこが分かっていないかを判定できる。

境界線の向こう側は未知の領域で、それはたいてい広大な領域です。だから、ちゃんと「分かっている」人は、「実は分かっていない」ことを「分かっている」。ソクラテスの言う「無知の知」というものです。

一般化できるデータを見分ける――専門家の重要な仕事

話が観念的になってきたので、具体例を挙げましょう。

２０２０年３月３日の『朝日新聞apital』の記事によると、大阪のライブハウスや北海道での新型コロナウイルス感染の小規模感染集団「クラスター」の解析から、「若者が感染拡大のもとではないか」という仮説を東北大学の押谷《おしたに》仁《ひとし》教授が提唱しています（＊１）。

たしかに、特に北海道でのデータを見ると、若者が感染の中心になっているように解釈できるデータです。これを受けて国の専門家会議でも、「全国の若者の皆さんへのお願い」と題して、10代から30代の人々に感染拡大を防ぐよう呼びかけていました（＊２）。

しかしながら、「北海道で若者中心の感染が起きた」という事例は、「他の地域でもやはり若者中心の感染が起きる」という一般解を導き出しません。少なくとも、導き出すとは限りません。北海道の事例というデータを知ったとしても、それは我々が「新型コロナウイルスの流行についてすべてを知りえた」という結論をもたらさないのです。

その後6月になって、医学専門誌の『Nature Medicine』では、「20歳未満の新型コロナウイルス感染のしやすさは、20歳以上の半分程度」だと推定する論文が発表されました（＊3）。そして、若年層にターゲットを絞った感染対策では大きな効果は期待できないことが示唆されたのです。

「3月の段階では、そういうデータはなかったんだ。後出しジャンケンじゃないか」

こういう反論もあることでしょう。もちろん、そのとおりで、3月の段階で6月に発表された論文の知見を先回りして知ることは当然できません。

しかし、「3月の段階では分かっていなかったことが、あとになって分かる可能性は高い」ということは一般的知見として予見はできたはずです。どんどん新しい情報が判明する新興感染症においては、「手持ちのデータがデータのすべて」とは考えず、「手元にない知見、データだって実は存在するはずなのだ」という「無知の知」の理解が大事だからです。

だから、「北海道では若者中心の感染拡大が起きた」という「事例」は「若者が感染拡大の中心になっているかもしれない」仮説の根拠とはなりますが、「若者が感染拡大の中心になる」という結論の根拠にはならないのです。

事実、北海道には4月に入って新型コロナウイルス感染の「第二波」がやってきたのですが、このときは感染者の中心は60代から70代の高齢者が中心で、クラスターが起きたのも病院や高齢者のいる施設といった、第一波とは全く異なる場所でした。そして、死亡者も70代から80代と高齢者が最も多かったのです（＊4）。

その後、高齢者が集う昼間のカラオケ、「昼カラ」でクラスターが起きて、北海道でのコロナウイルス流行の主体はむしろ高齢者に転じました（＊5）。「起こったこと」を一般化して後ろから追っかけていても、未来に起きる現象は予見できるとは限らないのです。

データを見たときに、**どのデータが一般化できて、どのデータは一般化できないかを判断するのは専門家の大事な仕事です。**我々は見えているものだけから判断してはいけないのであって、見えているデータの背後に隠れているであろう「見えていないもの」も推察しなければなりません。

「結果」を出すより「形式」重視——官僚の仕事

形式的な業務を専《もっぱ》らとする官僚であれば、仕事も形式的に行えばよいのです。目に見えているデータにそのまま対応していれば、別に感染対策が結果を出しても出さなくても関係ありません。

例えば、厚生労働省は、寄生虫感染症のアニサキス症を食品衛生法による届出感染症として規定しています。毎年数百例のアニサキス症が「手続き」として報告されていますが（＊6）、診療報酬に関わるレセプトデータによると、実は毎年数千件のアニサキス症が発症していることが分かっています（＊7）。

つまり、食品衛生法で報告されるアニサキス症など氷山の一角に過ぎず、実態は全然異なっているのですが、厚労省は「実態」には興味はないのです。自分たちで作った仕組み、手続きがきちんと回っていることのほうが大事なのです。

しかも、アニサキス症が発生した飲食店や魚介類販売店には保健所の立ち入り検査が入り、営業停止の行政処分が取られるのですが、そもそも魚介類の体内にいるアニサキスを完全に排除することなどできっこないのです。ここは、店内の衛生管理をしっかりすればある程度予防できるその他の食中毒との大きな違いです。アニサキスの発症は、多くは「運が悪かった」としか言いようがないものなのです。

だから、アニサキス症が発生したことを根拠に、出た店を営業停止にするのは、はっきり言って行政の「いじめ」のようなものだとぼくは考えます。

だいたい、魚介類を冷凍すれば寄生虫は死にます。だから、店任せにしてアニサキス症が発生した場所を営業停止にする、という「いじめ」を行うのではなく、「魚介類を供するときは冷凍してから出すことにする」というルール作り、システム作りをすればよいのです。そういう「仕組み」を作ればアニサキス症はほぼゼロになります。

事実、欧米では魚介類を冷凍する規制や推奨事項があるために、アニサキス症はほとんど発生しておらず、この感染症はほとんど日本で発生しています（＊8）。

寿司や刺身は日本の専売特許ではなく、海外の日本食レストランに行けば両者は賞味できますし、その多くはとても美味しいものです。ぼくらもサバとイカでランダム化比較試験を実施しましたが、冷凍させた魚介類の味は冷凍させなかったものと遜色ありません。そもそもマグロとかサーモンとか、多くの魚介類は冷凍させてるものね。

いずれにしても、アニサキス症は発生数をカウントして、店をいじめて対策が取れるものではありません。「結果」を出したければ、システムを改善するに限ります。厚労省がそうしないのは、「結果」にこだわっていないからです。形式的手続きを繰り返して、毎年「今年はアニサキス症が何例発生した」とカウントしていればいいのです。

このように「結果」を出すことにこだわらず、形式ばかり追い求めるから、事実とはかけ離れた報告数を甘受したり、不要で「いじめ」的な営業停止処分がとられるのです。

さて、そういうわけで、「分かった」という主観的感覚があるということと、本当にそれが「分かって」いるかどうかは、別問題です。いや、「分かった」と軽々しく述べてしまうからこそ、それは「分かっていない」ことを吐露しているとすら言ってもよいのです。

新型コロナウイルス問題についても同様です。たくさんの論文を読み込んで、それで「俺は分かった」と考えてしまう医者も少なくないのですが、それは手持ちのデータがデータのすべて、という観点から「知っている内容」で勝負してしまう医者の態度です。これも若手で鼻っ柱の強い医者にありがちな態度ですが、身に覚えがあるので批判する気にはなりません。あー、昔の自分を殴ってやりたい。

「やってる感」「分かったつもり」「安全より安心」はＮＧ

さて、テレビや新聞が希求する「分かりやすさ」とは、実は「分かりやすさ」ではありません。実際には、

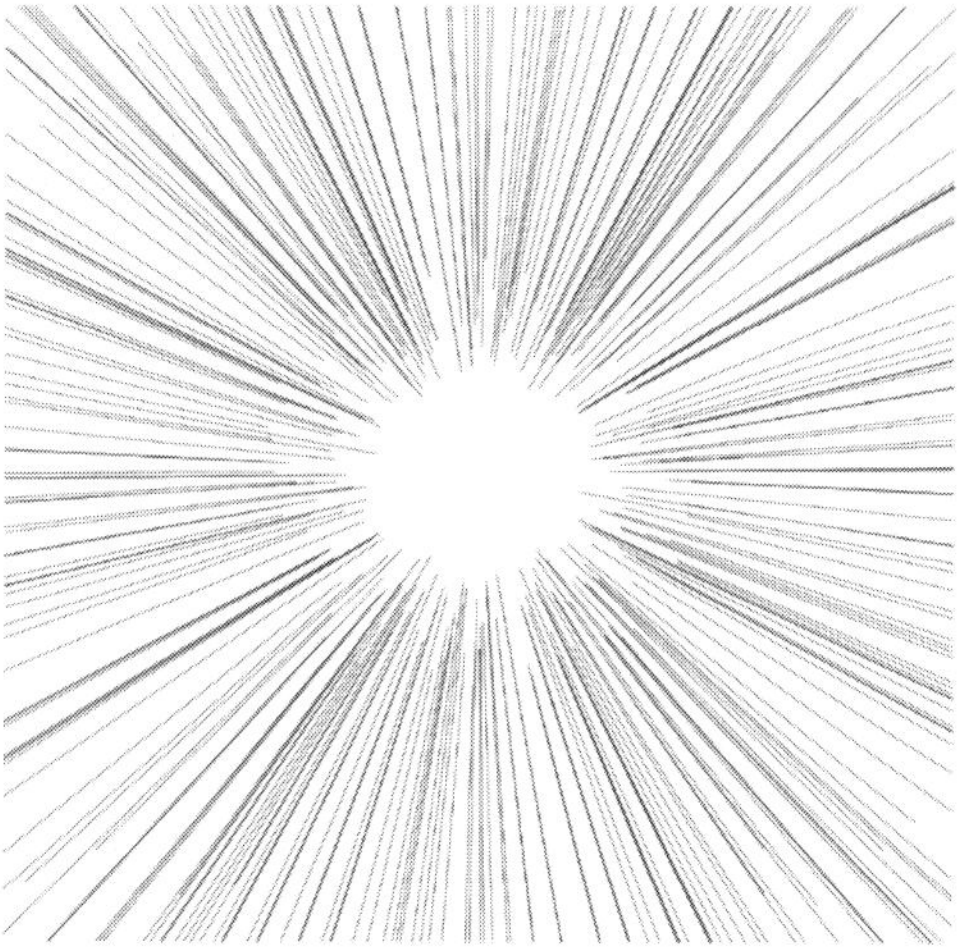

「正確に計算すれば問題は解ける」

なんて短い文章を読んでも何も分かっていないのです。単に「分かったつもり」という満足感が得られるだけです。

ぼくは「スピード感」というコトバが嫌いです。スピードを出して急ぐのではなく、スピードが出ているという印象だけ醸《かも》し出せばいいんだろ、というコトバだからです。マンガの集中線みたいなものでしょうか。

ちなみに上の図はネットで拾った著作権フリ

ーの集中線です。スピード感、あるでしょ（小樽総合デザイン事務局より〔＊9〕）。

つまり「やってる印象」を与えるだけ、「やってる感」を出してるだけ、という印象操作こそが、「スピード感」というコトバに表れているのです。まあ、基本的に昨今の日本の政策は、やってることよりも「やってる感を出すこと」のほうが重要になっているように思いますが。残念なことです。

テレビや新聞でいうところの「分かりやすさ」も、実際には視聴者、読者に分かってもらいたいわけではないのです。短い言葉で断定口調でなにかを宣言したところで、視聴者や読者はなにも分かっていない。あるのは「分かった感」という満足感だけです。

繰り返しいろいろなところで申し上げていることですが、ぼくは「安全・安心」というコトバも好きではありません。

海外では「安全」と「安心」という概念を並べるコトバを聞いたことがありません。英語でも、フランス語でも、スペイン語でも、ドイツ語でも、中国語でも。ぼくが知らないだけなのかもしれませんが。

安全は分かります。英語なら「safety」とか「security」、フランス語なら「sécurité」、スペイン語なら「seguridad」、ドイツ語なら「Sicherheit」でしょう。中国語なら同じ「安全」ですね。

安心は、どうでしょう。英語なら「reassurance」とか「peace of mind」などが辞書で見つかりますが、こういうコトバがコロナウイルス対策で使用されるのはあまり聞いたことがありません。「安全・安心」という連続概念だとなおさらです。

「安全」とは、根拠のあるリスクヘッジで得られるものです。「安心」は、根拠がないのに気持ちよくなってしまうことを言います。「安全」は病気の治療、治癒に例えてもいいですし、「安心」は、病気をほったらかして痛みや不安だけ取り除くようなものと考えてもよいでしょう。

痛みを取り除いたり、不安を取ることも、それが目的になっている限りは有効ですが（例えば、緩和ケアなど）、もとの病気を治療したい、と希求している場合は、鎮痛、鎮静だけでは不十分で、要は「現実から目をそらしている」に過ぎません。

断言口調で、ワンフレーズで結論めいたものだけをメッセージっぽく伝えても、それは「分かりやすい」のではなく、「分かったっぽい気分になる」だけです。内実は「分かっていない」のです。分かっていないだけならいいのですが、「分かったつもりになってしまったのに、実は分かっていない」は非常に問題です。

アメリカの新聞記事を読むと謎が解け、日本のそれを読むと謎が深まる

ぼくは日本の新聞をほとんど読まないのですが、どうしてかというと、アメリカの新聞記事を読むと謎が解け、日本の新聞記事を読むと謎が深まるからです。

このことに気づいたのは、アメリカに住んでいた１９９０年代後半です。『ニューヨーク・タイムズ』や『ワシントン・ポスト』といったクオリティ紙が丁寧に事象の謎を解き、「分からない」を「分かった」状態に持っていこうと努めているのに対して、日本の新聞はそのイデオロギーとは無関係に「表面的なところを伝えて、分かったような話にしてしまっている」。

例えば、２０２０年2月18日の『朝日新聞』では、クルーズ船ダイヤモンド・プリンセス号での新型コロナウイルス感染の政府対応について「菅義偉官房長官は『適切だと思っている』と述べた」と伝えています（＊10）。

このような新聞記事はぼくの意見では「謎が深まるばかりの記事」です。本当に「適切」だったのか、「適切」であるとはそもそもどういうことなのか。仮に適切だったとして、そ

の根拠となるデータはあるのか。あるならなぜ開示されないのか。

こういうツッコミを重ねて「分からない」を「分かる」ようにするのがジャーナリズムの務めであり、ジャーナリストの仕事でしょう。

しかし、日本の新聞はたいてい、こういう記者会見があると、会見で述べられたことをそのままコピペして流すだけです。これでは政府広報の仕事をしているのと何ら変わりありません。ほぼ同時期に書かれた『ワシントン・ポスト』が、アメリカの乗客を下船させてアメリカに帰国させるべきか否かを是々非々で丁寧に議論しているのとは対照的です（＊11）。

ぼくは日本のメディアが間違っていて、アメリカのメディアが正しい、という主張がしたいのではありません。アメリカのメディアもしばしば間違えます。

が、日本のメディアが「分かっていない」状態に無頓着で、分かっていないままに記事にしてしまう（けれども、分かったような雰囲気だけは醸し出す）のに対して、アメリカのメディア、少なくともクオリティの高いメディアは、「真実はどこにあるか」を一所懸命希求するのです。たとえその結果、失敗することはあったとしても。

2月18日に厚労官僚の助けを受けて、ぼくはダイヤモンド・プリンセス号に入船しました。

数々の感染対策上の失敗をそこで観察したのですが、何者かの圧力で数時間後には船から追い出されてしまいました。

　そのことを後にYouTubeで告発しましたが、政治家や厚労官僚たちは「事実には当たらない」「感染対策は適切だった」と繰り返すだけでした。

　実際には翌日の2月19日に船内の感染対策は抜本的に変更がなされたと、船内の複数の方から報告を受けました。変更したということは変更が必要だったわけで、「適切だった」とは到底言い切れません。

　後に厚生労働副大臣の橋本岳氏と厚生労働大臣政務官の自見《じみ》はなこ氏は記者会見で、「（船内感染対策について）途中で体制を変えたりしたことはあったのか。一貫して同じ体制でやったのか」と問われましたが、「改善を積み重ねながら、取り組んできた」「専門家の先生方にはラウンドを繰り返し実施してもらっていた」と回答しています（＊12）。

　よく考えてみると、これではちゃんと質問に答えたことになっていないのですが、ここでさらに「それじゃ質問に答えてないでしょ」と突っ込めないのが日本のメディアの弱いところです。

　ちなみに、こうして微妙に話をはぐらかしながら、なんとなく「ちゃんとやってる感」をアピールするのは厚生労働省の常套手段です。「霞が関論法」と言ってもよい。しかし、当時は武漢でのウイルス感染は沈静化に向かい始めており、また世界各国で新型コロナウイルス感染が蔓延するという後のパンデミックはまだ起きていませんでした。だから世界中が、横浜沖のダイヤモンド・プリンセス号の動向に注目していたのです。

日本のメディアはごまかせても、海外のメディアはそんな霞が関論法（あるいは東大話法）では納得しません。ぼくはYouTubeに動画をアップし、そしてそれを削除したあと外国特派員協会の記者会見に参加しましたが、受けた質問にはすべて丁寧にしっかりと回答していますし、海外のジャーナリストの皆さんにもちゃんとご理解いただけたと思っています（内容はこちらをご確認ください→https://youtu.be/tzfMbpaEjQ4）。

そうそう、ごまかしといえば、集中出版の『集中』という雑誌で、厚生労働省医務技監の鈴木康裕氏がインタビューに答えています（２０２０年６月号）。

そこで彼は、「あの頃はＰＣＲ検査のキャパが今より少なかったため、全員の検査に日数がかかったのですが、その結果を毎日報告したので、あたかも毎日新たな感染が起きているように誤解した人が多かったようです。実際には、感染研等の研究で、乗客の感染は臨船検疫を始めた２月５日以前に起きていたことが分かっています」と述べています。

これは、真っ赤な嘘です。

確かに、２月19日、および２月26日の国立感染症研究所の報告によると、乗客の多くは検疫を始めた２月５日以前に感染していたことが、発症日から推察されています（＊13）。

しかしながら、これは７００人以上いた感染者のうち１６３人からのみ得た情報を根拠にしており、しかも追跡期間は２月17日までです。実際には隔離期間を終えて下船したり、チャーター便を使って自国に帰った人々から２月19日以降、発症者が出ています。

例えば、香港では９人が、帰国後にＰＣＲ陽性が判明しています。時期からして隔離検疫を開始してから感染したと考えるのが妥当なのです（＊14）。

同様の「帰国してから発症、ＰＣＲ陽性で診断」した報告例は、オーストラリアやアメリカ、イギリスなど複数の国でも見られましたし、日本でも下船後発症した人が隔離入院となりました。厚生労働省から「下船後は自由に過ごしてよい」と言われたので、クルーズ船から下船した乗客の方々のなかにはスポーツジムに行ったりしていた人もいたのですが、その後に発症したことで、同時期に同じジムに通っていた人々は濃厚接触者として健康観察を強いられ、ジムは業務停止や風評被害に苦しみました（＊15）。

このような事実を厚労省の医務技監が知らなかったとしたら、相当な怠慢、不勉強です。知っていて無視しているのならばとても悪質です。

厚労省に限らず、ここ数年、日本の役所では事実軽視、データの軽視、情報の隠蔽、紛失などが続出していますが、「事実などどうでもよい」という露骨な態度を厚労省がとっている限り、科学的で妥当性の高い感染対策は絶対に不可能です。

ときに、鈴木氏はこのインタビューで、２月当時はＰＣＲのキャパが少なかったことを認めています。また、クルーズ船の対応で官僚が忙殺されたためにＰＣＲ検査の拡大ができなくなったとも述べています。この点については、後に「**ファイル１**」で詳しく検討したいと思います。

分かるまで、時間をかけてくどくどと説明します

話を「分かりやすさ」の問題に戻します。「分かりやすさ」とは、決して短く単純に結論だけ述べることではありません。単純に結論だけ述べても、そんな説明は「分かりにくい」、いや端的に「分からない」ままです。

だから「分かる」ためには、短いステートメントで断言、ではダメなのです。逆に、丁寧

に時間をかけて、繰り返し、必要ならくどくどと行うものなのです。つまりはテレビと真逆をやらねばだめだってことです。

小さな子供に「鉛筆はいっぽん、にほん、さんぼん」「ジュースはいっぱい、にはい、さんばい」と数えることを教えるのは難しいです。

鉛筆はいっぽん、にほん、さんぼんだからね。ジュースはいっぱい、にはい、さんばいだからね。

と言って「分かる」子供はいません。子供は、とくに小さなお子さんは、大人と違って「分かったフリ」はしませんから、「わかんないー」と言うでしょうね。ウチの娘もそうだったけれど。

鉛筆は１つめはいっぽん、と「ぽ」になる。２つめはにほん、と「ほ」になる。３つめはさんぼん、と「ぼ」になる。すごいね。みんな呼び方が変わるんだね。ジュースもいっぱいで「ぱ」、にはいで「は」、さんばいで「ば」だよ。分かりにくいね。覚えにくいね。繰り返しゆっくり覚えていこうね。

と、くどくどと何度も説明し、間違え、間違いを指摘され……そうやってゆっくり、日本語話者は数の数え方を体得していくのです。時間はかかるけれども、確実に。

「分かりやすさ」とは、短時間で断言すること。これは短い時間で結論だけ言え、というテレビ的な業界の常識が作った錯誤だと思います。あるいはスペースが非常に限定されており、短い文章で要諦だけまとめねばならない、古典的な、紙の新聞記事が作った錯誤かもしれません。

実際には、そんなんじゃ分からない。分かるためには時間が必要なのです。

本書を書いたのは、そのためです。

新型コロナウイルス感染については多くの識者がコメンテーターとしてテレビで発言し、新聞にコメントしています。しかし、結局それらは「分かりにくい」「分からない」。短い結論だけじゃ、分かるわけがないんです。

かといって、新しいソーシャルネットワークでは分かりやすいかというとそうでもない。ツイッターなどでも識者が断定的に「ＰＣＲはだめ」とか「ＰＣＲしろ」とか言うだけで、読み手はまったく「分からない」か、「分かったフリ」しかできません。

「分かる」ためには丁寧に時間をかけて、ゆっくりと、場合によってはくどくどと説明すべきなんです。分かるまで。

本書は「分かったフリ」から「分かった」に転ずるためのくどくどした本なのです。

ちなみに、日本の学校教育制度で多くの子供が勉強嫌いになってしまうのは、日本の教育制度が「待てない」からなのだと思います。学習指導要領で決められた項目を、決められた期間内に済ませてしまわないといけない。みんな、横並びで。だから、分からない子は置いてけぼりになるんです。

そうやって多くの子供が、算数も理科も英語も嫌いになっていく。時間をたっぷりかけて、納得いくまで学ばせてあげたら、多くの子供たちが勉強大好きになるはずなのに。

受験も「締め切り」を作る悪い要素ですよね。多くの私立学校や塾は、受験日と受験校から逆算して、慌てて急いで結果を出そうとします。あれだと、ちゃんと理解できなくても「理解したフリ」をして、ごまかしながら問題の答えだけは出せるようになることを目指さざるを得ない。

そうやって慌てて走って、ごまかして、なんとか受験を突破するんだけど、「ほんとうの意味で」その勉強の項目を理解していたかどうかは、いささか怪しい。答えの導き方だけ覚えただけで、実はよく分かっていないのではないか。

しかも、そうやって短距離ダッシュの連打のような勉強をさせられ続けた生徒たちは、もうヘトヘトで、疲れ切っています。せっかく高等なレベルの学びを得られるはずの大学なのに、その特質を活かすどころか、「もう勉強なんてしたくない」と、多くの大学生は、やる気ゼロにだだ下がりしています。彼らは入学時点で、勉強する意欲も好奇心もゼロになっているのです。日本の大学生が勉強しない、勉強嫌いなのは当然ですね。

まあ、それはともかく。

新型コロナウイルス感染を「分かりやすく」理解することは可能です。が、「分かりやすい」説明は時間のかかる説明です。だから、慌ててはいけません。あきらめてもいけません。ゆっくりでいることに耐えるのです。

面倒くさければ、休憩して、本書をほったらかして、遊んだり、食べたり、寝たりすればいい。そして、元気が戻ったら、また読みすすめるのです。

結論を急がず、「あとがき」に飛ばず（本書にはありませんが）、できればななめ読みの速読もしないで、本書のペースに耐えてください。そうすれば「イワタの言いたいこと」はちゃんと理解できると思います。

大事なのは「イワタが言いたいこと」であり、「イワタが言っていたこと（のように思えること）」ではありません。

多くの人が「イワタはマスクは役に立たないと主張している」のような「デマ」を信じています。「イワタはダイヤモンド・プリンセス号に勝手に入って、追い出されて、YouTubeで世界中にデマを飛ばした」と信じています。

追い出されたのは事実ですが、「勝手に」入ったわけではありませんし、YouTubeでは本当のことをしゃべっていました。我々の世の中は、フェイクとデマで満ちているのです。正しい情報、まっとうな理解を得るのは案外困難です。

「言ったこと（のように思えること）」という誤情報に飛びつく人たちの多くは、そもそも最初から「本当のことを知りたい」と希求していません。真実なんてどうでもいい。自分たちにとって快適な情報を消費し、不快な情報は無視するか攻撃対象とし、そうやって自分たちの欲望を満足させ、気持ちよくなればそれでいいのです。

だから、分かりやすい標語的なコトバに飛びつきます。そして、叩きやすい人を「叩いてもいいやつだ」とラベリングして、仮想敵にして、場合によっては嘲笑の対象にしたり、叩く材料にしてしまっている。虚しいことです。

本書を読む皆さんが、少しでも「新型コロナの真実」に肉薄できるよう、心からお祈り申し上げます。真実はカントの「物自体」的に得難いものですが、漸近することはできます。正しいアプローチで、「本当のことが知りたい」と思い続けていれば。

【註】

（＊1）「若者が感染拡大のもと？『根拠はないが、説明つかない』」『朝日新聞デジタル』
https://www.asahi.com/articles/ASN327HCQN32ULBJ00S.html　閲覧日２０２０年６月18日

（＊2）https://www.mhlw.go.jp/stf/seisakunitsuite/newpage_00011.html（２０２０年３月２日）

（＊3）Davies NG, Klepac P, Liu Y, Prem K, Jit M, Eggo RM. Age-dependent effects in the transmission and control of COVID-19 epidemics. Nature Medicine. 2020 Jun 16;1-7

（＊4）「北海道で感染『第2波』なぜ起きた　札幌医大教授が分析」『朝日新聞デジタル』 https://www.asahi.com/articles/ASN5V6TZHN5TIIPE005.html　閲覧日２０２０年6月18日
（＊5）「『昼カラ』で感染拡大　高齢者憩いの場、盲点に―札幌・新型コロナ」『時事ドットコム』 https://www.jiji.com/jc/article?k=2020061500062&g=soc　閲覧日２０２０年6月18日
（＊6）「アニサキス食中毒に関するQ＆A」（厚生労働省ホームページ）https://www.mhlw.go.jp/stf/seisakunitsuite/bunya/kenkou_iryou/shokuhin/syokuchu/05107.html　閲覧日２０２０年6月18日
（＊7）「アニサキス症とは」（国立感染症研究所ホームページ） https://www.niid.go.jp/niid/ja/kansennohanashi/314-anisakis-intro.html　閲覧日２０２０年6月18日
（＊8）Iwata K, Fukuchi T, Yoshimura K. Is the Quality of Sushi Ruined by Freezing Raw Fish and Squid? A Randomized Double-Blind Trial With Sensory Evaluation Using Discrimination Testing. Clin Infect Dis. 2015 May 1;60(9):e43-8.
（＊9）https://otarunet.com/it/webdesign/comic-material-effect01/
（＊10）「菅長官、クルーズ船の対応『適切』感染拡大批判に反論」『朝日新聞デジタル』https://www.asahi.com/articles/ASN2L3QF5N2LULFA00C.html　閲覧日２０２０年6月18日
（＊11）Lena H. Sun, Lenny Bernstein, Shibani Mahtani and Joel Achenbach.Coronavirus-infected Americans flown home against CDC's advice . The Washington Post. https://www.washingtonpost.com/health/coronavirus-diamond-princess-cruise-americans/2020/

02/20/b6f54cae-5279-11ea-b119-4faabac6674f_story.html　閲覧日２０２０年６月18日

（＊12）https://www.m3.com/open/iryoIshin/article/740583/（医療従事者向けサイト）

（＊13）「現場からの概況：ダイアモンドプリンセス号におけるＣＯＶＩＤ－19症例【更新】」（国立感染症研究所ホームページ、２０２０年２月26日掲載）
https://www.niid.go.jp/niid/ja/diseases/ka/corona-virus/2019-ncov/2484-idsc/9422-covid-dp-2.html

（＊14）SARS-CoV-2 shedding and seroconversion among passengers quarantined after disembarking a cruise ship: a case series - The Lancet Infectious Diseases
https://www.thelancet.com/journals/laninf/article/PIIS1473-3099(20)30364-9/fulltext
閲覧日２０２０年６月18日

（＊15）「下船後にスポーツクラブ利用　新型コロナ感染の男性─静岡」『時事ドットコム』
https://www.jiji.com/jc/article?k=2020030100363&g=soc　閲覧日２０２０年６月18日

丁寧に考える新型コロナ　目次

ファイル2　検査について　119

ファイル3　マスクについて 175

イルス／緊急事態宣言の発出は遅すぎたか／範囲は広すぎた／解除は遅すぎたのか／早く始めれば、早く終わる／敢えて「今は勉強するフェーズ」と捉える／政治が変わるという期待／「届け出システム」の課題に見る日本の構造／発言と党派性の切り離し方／「ファクト」と「高度な専門的意見」を分ける／「タイで1人の感染者」からパンデミックが見える／実験データと、経験則は違う／ゾーニングに必要な「イメージ」／「若い人が経済を回せばいい」論について／「高齢者だけ感染させない」は現実的ではない／抗体ができることの意味／今後のウイルスとのつきあい方／できるだけ楽をして感染症を防ぐ「最適解探し」／一瞬一瞬の最適解を多様化し、ばらばらに選択する／エターナルに変わるべきもの

ファイル１

なぜ国ごとに差が出たのか。そして第二波がどうなるか。

医者はしくじる生き物、臨床家は未来予測すべきでない生き物

ぼくは臨床医です。臨床医は診療のプロで、通常未来予測はしません。

予測のプロもいます。数理モデルという特殊な技術を用いて感染症流行を予測する専門家もそうした「予測のプロ」です。

ぼくも自分の研究のために数理モデルを用いることはありますが、基本的には「予想」を目的にはしていません。臨床屋は「この患者はこうなる」という予測は通常しないものだからです。少なくとも、一点買いの予測はしない。

一点買いの予測でなければ、ぼくら臨床屋も予測はします。この患者さんは○○病に罹《かか》っ

たんだろうなあ。であれば、これとあれの検査をしよう。検査の結果はこういうふうになるはずだ。検査の結果を確認したら、こんなふうに、あんなふうに治療して、入院後５日程度でこんな感じで回復して、７日目に退院させて、14日後に外来でフォロー……みたいに予測します。

これは、まあ、予測というよりも、患者の体内に起きていることを見積もるための作業と言い換えることができます。ぼくらはこれを「アセスメント（見積もり）」とそのまんまの名前で呼んでいます。

アセスメントの正しさは診断の正しさであり、診断の正しさは見通しの正しさでもあります。アセスメントが正しければ、検査の選択も、検査結果の解釈も正しくできます。治療も正しく選択できます。で、退院時期や外来フォローの方法やタイミングも予見できるのです。

これは患者という人間を通じて病気の本質を感得する体験とも言えます。学術的な意味で言うところの「予測（forecasting）」とは、若干意味合いが違うようにぼくは思います。

おまけに、臨床屋はよく「外します」。診断が間違っていることもあれば、検査の解釈をしくじることもあれば、治療が失敗することもあります。結構な確率でそういうことは起きます（どのくらいの確率かというと、それは病気のタイプにもよるので、一概には言えません）。

残念ながら、臨床屋は万能なる神ではありません。**医者はしくじる生き物なのです**。診断をしくじり、検査をしくじり、治療をしくじる生き物なのです（ちなみに、「診断」は「検査」に先行します。この点が肝心です。ここを間違えないよう。あとでまた説明します）。

そこで、臨床屋は「正しい（と信じる）のはこれだ」という「私が正しい時の予測」をやる一方で、「私がしくじっていた場合のシナリオ」も設定します。診断が間違っていた場合、検査の解釈をヘマしていた場合、治療をしくじったり、副作用が出てしまった場合。

こうやって、**あらゆる「間違っていた場合」の予測をやり尽くすのが、プロの臨床屋である**。少なくとも、ぼくはそう考えています。プロの臨床屋とアマチュアの違いは「間違えないこと」ではなく、プロは「間違えるパターンを学習し、網羅し、検証し尽くしている」点において違っているのだと。

よって、プロの臨床屋は、患者の診断や治療について「えええーー、そうなるなんて想像だにしなかった！」ということが起きないことが大事です。少なくともそのレベルを目指すべきです。まあ、白状するとぼくも年に数回は「えええー、そのシナリオは完全に想定外だったー」ということが起きるんですけど。

ということで、臨床屋は「診断が正しい時の予測」をしつつ、「間違っていた場合に起こりうるシナリオ」すべてを網羅している人（であるべき）です。これは、通俗的な意味での「予測屋」ではないですよね。

ちなみに、「網羅する」とは、「この胸痛はおそらくは心臓が原因ではないだろう。しかし、心筋梗塞などの冠動脈疾患は否定できない。否定すべきだ。大動脈解離や、気胸や、帯状疱疹や、食道破裂なんかも検証すべきだ」みたいに胸痛の原因を広く、あまねく検証するということです。ちょっとこのたとえは、我ながら無理があるのですけどね。

犯人をプロファイリングするとき、「犯人は30代から40代。が、50代から60代という可能性も。70代以上、ということもひょっとしたらあるかもしれないし、10代、20代ということもありえなくはない。おそらく犯人は男性だが、場合によっては女性かも」というのが「網羅的」ということです。網羅的ではありますが……およそ予測にはなっていませんね（笑）。

臨床屋は予測のプロではないために、（通俗的な意味での）未来予測はしないことにしています。臨床屋がやるべきは「想定されるシナリオを全部想定して、そのすべてのシナリオに対する最適解を模索する」ことです。なので、予測の欲望には抑制的であるべきで、「未来はこうなる」とは言わないものです。

なぜ日本は第一波をそこそこうまく乗り切ったのか？

しかしながら、今回はその定石をあえて選択せず、ある程度未来予測めいたものについても言及します。すなわち、「第二波がどうなるか」です。なぜ、未来予測めいたものを述べるに至ったかは、本稿をお読みいただければご理解いただけると思います。

読者の皆さんを焦《じ》らすのはぼくの本意ではありませんから、先に結論を申し上げておきます。それは、

「第二波は第一波より（いろいろな意味で）小さいものになる可能性が高い」

というものです。

１９１８年の「スペイン風邪」と呼ばれたインフルエンザ・パンデミックでは、第一波より第二波のほうが規模が大きく、より多くの死者が出たことが知られています（＊1）（＊2）。

その原因ははっきりとはしていませんが、アメリカなどでは戦費調達のためのパレードを決行し（当時は第一次世界大戦が行われていました）、こうした活動が流行を広げたという説もあります。

いずれにしても、１００年前のスペイン風邪の経験とそのアナロジーから、新型コロナの第二波は第一波より大きくなるのではないか、という予測がなされているのです。

この予測（懸念）が正しくなる地域もひょっとしたらあるかもしれません。が、ぼくの予想では、多くの国ではそうはならないだろうと思います。おそらく日本もそうはならないと考えます（そう希望もしています）。

では、なぜそう考えるのか。

その根拠を述べる前に、以下の重要な命題を議論する必要があります。それは、

「なぜ日本では（第一波の）感染者数も死亡者数も少なかったのか」

です。

この問題は世界中で多くの方に議論されています。ぼく自身、国内外の新聞社やテレビ局

からこの質問をしばしば受けています。

最初のうちは、ぼくにもこの答えはうまく想像できませんでした。もちろん、いくつか仮説はありましたし、「この仮説で説明できる」と言うことはできましたが、それは「説明」できたとしても、仮説の域は出ない、「複数あるシナリオの一つ」に過ぎなかったのです。

これから説明するものも一種の「仮説」であり、帰納法的、実験的に実証したものではありません。頭の中で考えた、演繹法の産物です。これだけ大規模な国レベルの感染症の流行なんて、そう簡単に再現実験のような実証はできっこありませんし。

とはいえ、たしかに仮説に過ぎないのですが、本稿執筆時点（２０２０年6月下旬）では、ぼくはある程度の目星のついた仮説を持っています。そして、その仮設が相当正しいであろう（それなりの）確信も持っています。

それは、他の仮説を否定するという消去法によるものです。他の想定しうるすべての仮説を潰《つぶ》していけば、残された仮説が正しい仮説（の可能性が高い）。

シャーロック・ホームズがそうしたように「全ての不可能を除外して最後に残ったものが如何《いか》に奇妙なことであってもそれが真実となる」わけで、対立仮説を除外していけば、残された仮説こそが真実（に一番肉薄しているもの）、と言えるのです。

死亡者数が少ないのは日本だけなのか？

ときに、

「なぜ日本では（第一波の）感染者数も死亡者数も少なかったのか」

という命題は、最初に少し修正しておく必要があります。この文章のままではだめなんですね。なぜかというと第一波の感染者数、死亡者数が少ないのは日本だけではないからです。

では、まずは多い国から見ていきましょう。

ジョンズ・ホプキンス大学システムサイエンス・工学センターのＣＯＶＩＤ－19ダッシュボードをみてみます。２０２０年６月22日午前の段階で、最も確定例が多いのは、**資料１**のようになっています。

アメリカ、ブラジル、ロシア、インドという人口の多い国に感染者が多いことに気づきますが、最初に流行が起きた中国は巨大な人口を抱えているにもかかわらず、「案外」感染者数は低く抑えられています。

資料１　感染者数の多い国
（2020年6月22日時点）

アメリカ	2,278,588人
ブラジル	1,083,341
ロシア	583,879
インド	410,461
英国	305,803
ペルー	251,338
スペイン	246,272
チリ	242,355
イタリア	238,499
イラン	204,952
フランス	197,088
ドイツ	191,272
トルコ	187,685
メキシコ	180,545
パキスタン	176,617
サウジアラビア	157,612
バングラデシュ	112,306
カナダ	103,078
南アフリカ共和国	97,302
カタール	87,369
中国	84,556
コロンビア	65,813
ベルギー	60,505
ベラルーシ	58,505
スウェーデン	56,043
……………………	
日本	17,780

出所：米国ジョンズ・ホプキンス大学システムサイエンス・工学センター「COVID-19 Dashboard」

また、当初は「成功した」国と目されていたドイツもかなりの感染者を出していますし、実験的にロックダウンはしてこなかった（そして、先進的な感染対策を行っている、と高く評価している評者もいた）スウェーデンも感染者数は５万人を超えました。

日本はというと、同じデータによると、１万７７８０例です。世界的に見れば、これはかなり少ないデータと言えましょう。

もちろん、これは人口構成を無視して考えていますから、国際間比較をするためには「人口あたりの感染数」を検討しなければなりません。ヨーロッパＣＤＣのデータを「Our World in Data」というサイトが引用しており（＊3）、これによると、人口１００万人あたりの感染者数で多いのは（同日閲覧）、左の**資料2**のようになっています。

さあ、感染者数をそのまま見るのとはずいぶん違う光景が見えてきます。

資料2　人口100万人あたりの感染者数の多い国（2020年6月22日時点）

カタール	30,019人（端数は切り捨て）
サンマリノ	20,507
バーレーン	12,535
チリ	12,384
アンドラ	11,065
クエート	9,166
ペルー	7,622
シンガポール	7,150
アメリカ	6,812
アルメニア	6,650
ルクセンブルク	6,557
ベラルーシ	6,131
パナマ	5,845
オマーン	5,593
スウェーデン	5,549
アイスランド	5,339
ベルギー	5,224
ジブラルタル	5,223
アイルランド	5,138
ブラジル	5,022
ジブチ	4,620
アラブ首長国連邦	4,502
英国	4,464
サウジアラビア	4,430
モルジブ	4,045
ロシア	3,953
イタリア	3,940

出所：「Our World in Data」

資料3　人口100万人あたりの感染者数の少ない国（2020年6月22日時点）

パプアニューギニア	0.89人	
レソト	1.87	
ラオス	2	（以下、小数点以下切り捨て）
ベトナム	3	
アンゴラ	5	
ミャンマー	5	
カンボジア	7	
タンザニア	8	
シリア	11	
ブルンジ	12	
ガンビア	15	
ウガンダ	18	
ナミビア	18	
チモール	18	
台湾	18	
フィジー	20	
モザンビーク	22	
イエメン	30	
マラウィ	32	
ジンバブエ	32	
ボツワナ	37	
エチオピア	38	
エリトリア	40	

出所：「Our World in Data」

人口が少ないところは、感染者数が少し増えただけで人口あたりの感染者数は激増します。よって、さきほどは出ていなかったサンマリノとかルクセンブルク、モルジブといった名前が見られるようになります。

さて、人口あたりの感染者が少ない方はというと、**資料3**をご覧ください。多い国と違い、ヨーロッパやアメリカ大陸の国がほとんど見られなくなり、アジアやアフリカの国がたくさん出てきます。

ただし、アフリカ諸国は、この時点ではまだそもそも流行が始まっていなかった可能性があります。この「スナップショット」は「時間」という概念を完全に無視して累積患者数を人口で割っただけなので、解釈には注意が必要です。

あと、少ない国で注目したいところでいえば、**資料4**のような感じです（ちなみに、このデータベースには香港は入っていません）。

こうやって人口あたりの患者数だけを見ると、決して日本だけが突出した「成功者」とは言えないことが察せられます。もちろん欧米のような露骨な「失敗者」でもないでしょう。

人口あたりの感染者数が特に多い国にアイスランドがあります（**資料2**）。ベルギーよりも少し多い。

感染対策が大失敗したと目され、首相が病院を訪問したときに病院スタッフが抗議目的で首相の車に背を向けたくらい、「大失敗した」と評されるのがベルギ

資料4　人口100万人あたりの感染者数が少ない注目すべき国（2020年6月22日時点）

タイ	45人
中国	58
日本	140
インドネシア	164
ニュージーランド	240
韓国	242
マレーシア	264
フィリピン	268

出所：「Our World in Data」

ーです（＊4）。もっとも、ベルギーにお住まいの方からは、「ベルギーはそれほど失敗していない」というご意見もいただいています。ただ、ベルギーが少なくとも「成功者」ではないことは間違いないところかと思います。

実はアイスランドは、人口あたりの感染者数が多いにもかかわらず、「ＣＯＶＩＤ−19対策の成功者」と考えられています。本稿執筆時点で10人しか「死亡者」を出していないからです（＊5）。

なぜ、アイスランドで死亡者が少ないのか。特別な治療法がアイスランドに存在するのか。おそらく、そうではありません。これは一種の「分数のマジック」です。

つまりアイスランドは、徹底したＰＣＲ検査の駆使により、軽症者や無症状者をどんどん診断し、隔離していったのです。軽症者無症状者の多くは自然に治癒しますから、死亡リスクは高くありません。片っ端から調べれば「感染者数」は増えるのですが、「そこは問題ではない」。

一方、人口あたりの感染者数はアイスランドより少ないベルギーですが、死亡者は多かった。「確定感染者数あたりの死亡者」はアイスランドはほぼ0に近いのですが、一方のベルギーではなんと16％にまで至ってしまいました。両者の差は歴然としています（＊6）。

こう考えてみると、「感染者数」や「人口あたりの感染者数」では、各国の対策の「適切さ」はうまく理解できないことが分かります。「成功者アイスランド」と「失敗者ベルギー」の区別もできないのですから。

そもそも、日本のように検査数をかなり抑えた国だと、多くの感染者を見逃していたであろうことが容易に推察されます。

最近になってあちこちで抗体検査が行われるようになりました。抗体検査についての説明は別の場所（**ファイル２**）に譲りますが、「過去の感染総数」を知りたいときに使うのが抗体検査です。

これをみると、概《おおむ》ね抗体検査で推定される日本の総感染者数は、ＰＣＲ検査で確定した累積感染者数よりも一貫して多いのです。

「どのくらい多いのか」についてはいろんな議論が必要ですが、「日本でのＰＣＲ検査の確定例は、感染者数を過小評価している」という点においては、識者の見解はまず100％一致しているものと思います。

最も大事な指標は「人口あたりの死者数」である

というわけで、

感染者数

は国のＣＯＶＩＤ－19対策の是非を評価するにはイマイチな指標だと思います。よって、より大事なのは、

死者数

になります。

もちろん、死者数も人口の影響を受けますから、分数にする必要があります。すなわち、

人口あたりの死者数

で、考えるといいでしょう。

まあ、厳密に議論するとなにをもってＣＯＶＩＤ－19による死者とするのかとか、そういう細かい議論はあります。

例えば、ＣＯＶＩＤ－19でＩＣＵ（集中治療室）に入院して、長期入院の果てに尿路感染で死亡した場合は、ＣＯＶＩＤ－19は直接的な死因ではないかもしれません。が、ＣＯＶＩＤ－19でＩＣＵに入らなければ、尿路感染を起こさなかった可能性が高いわけです。

ちなみに、病院のなかの尿路感染は、ほとんどが尿道に入れたカテーテルから入った菌を原因としており、入院していなければ起こらなかった可能性が極めて高い感染症です。そういう意味では「遠因」になっていると考えるべきでしょう。

あと、診断されていないＣＯＶＩＤ－19の人がいて、そういうケースの死亡者がカウントされていない可能性も考えなければなりません。

しかし、「診断されていないＣＯＶＩＤ－19による死亡者」は、ＣＯＶＩＤ－19による死亡者が多い国でさらに多くなる可能性が高いため、問題の濃淡には関係しても、国の是非そのものには影響を与えない可能性が高いです。

さて、死亡者を検討する場合、

資料5　人口100万人あたりの死亡者数の多い国（2020年6月22日時点）

サンマリノ	1,237人	（以下、小数点以下切り捨て）
ベルギー	836	
アンドラ	673	
英国	627	
イタリア	572	
スウェーデン	500	
フランス	453	
アメリカ	361	
オランダ	355	
アイルランド	347	
ペルー	238	
エクアドル	238	
ブラジル	235	
チリ	224	
カナダ	222	
スイス	194	
ルクセンブルク	175	
メキシコ	161	
ポルトガル	161	
モナコ	127	
モルドバ	115	

出所：「Our World in Data」

感染者あたりの死者数

が感染症評価の指標になることが多いのですが、先に述べたように感染者数はあまり当てになりません（とくに日本の場合は）。分母の間違いは大きな影響を与えますから、ここは間違いの少ない「人口あたり」にするといいでしょう。

　では、人口１００万人あたりの死亡者数を多い順にみると（＊7）、**資料5**のようになります。サンマリノはイタリア半島の東側にある人口3万人程度の小さな国です。イタリア同様ＣＯＶＩＤ-19に苦しめられています。現段階では42名の死者数ですが、人口3万しかいないので、42は大きいですね。ぼくの生まれ故郷の島根県宍道町がざっくり人口1万人弱なので、そのインパクトはイメージできます。

　低いほうで主だったところをあげると、次頁の**資料6**のようになります。流行が始まっていない、あるいは小規模なアフリカなどの国は除いていますが、どうですか。もろに傾向の違いは分かりますね。要するに、

　欧州・南北アメリカ大陸

で、やたら死亡リスクが高く、

　アジア（の多くの国）

資料6　人口100万人あたりの死亡者数の少ない国
（2020年6月22日時点）

ブータン	0人
カンボジア	0
ラオス	0
モンゴル	0
チモール	0
ベトナム	0
ミャンマー	0.11
台湾	0.29
スリランカ	0.51
ネパール	0.76
中国	3.22
マレーシア	3.74
オーストラリア	4.00
シンガポール	4.44
ニュージーランド	4.56
韓国	5.46
日本	7.53
フィリピン	10.49

出所：「Our World in Data」

で低いのです。

この傾向の違いは、人口１００万人あたりの死亡数が２桁も違うため、露骨です。

死亡率のように、数値のデータ、「男、女」みたいに２つ（あるいはそれ以上）に分けない数字のデータを「連続変数」などということがあります。

連続変数の評価は、「優劣そのもの」よりも、「両者の違いがどれくらい露骨か」が比較の決め手です。ベルギーと日本の人口あたりの死亡者数には１００倍以上の違いがあります。これくらい露骨に違うと、面倒くさい統計計算なんかしなくても、「ベルギーのほうが多い」ことはほぼ断定できます。

例えば、韓国と日本の人口あたりの死者数は相対的には小さいものです。簡単な統計計算をすると、両者の違いは（俗に言う）「統計的有意差」はあります。けれども、臨床的な差は小さいので、ぼくらは「両者はそんなに違わない」と判断します。

もう少し正確に言うならば、「韓国と日本のＣＯＶＩＤ‐19の人口あたりの死亡者数の臨床的な差は、ベルギーと日本のそれに比べれば遥かに小さい」という言い方になるかもしれませんが。

いずれにしても、うまくいっていない国とうまくいっている国の違いは、人口あたりの死者数を見るとかなり露骨に分かります（ただし、これから流行が起きるかもしれない国を単純に勘定には入れられないので、そこは注意が必要です）。

そして、いろんなデータを見てきましたけれど、少なくとも、

「日本だけが特化して新型コロナウイルス対策でうまくいった」

と断言するデータはどこにもありません。日本を「成功者」と判定するなら、そして、そのように判定してもよいとぼくは判断するのですが、それは日本「だけ」の属性ではなく、日本を含むいろんな国、特にアジア・オセアニアの特徴として、判断せねばならないのです。

日本人は屋内で靴を脱ぐから感染者が少ないのか？

さあ、そういう考え方をすると、いくつかの仮説が除外できると思います。例えば、

「日本人は家に入るとき靴を脱ぐから感染者が少ないのだ」

という説を耳にしたことがあります。確かに、靴の裏にはウイルスが付着している可能性

がありますので、靴を脱げば靴からの感染リスクは減らされると、直感的には思えます。

しかし、右記のように、

「日本以外の国々」

も成功者にカウントするならば、日本独特の文化である「靴を脱ぐ」が全体に与えるインパクトはほとんどないか、極めて小さなものであろうことも推察されます。

ときに、ぼくがお手伝いをしているＣＯＶＩＤ－19指定医療機関では、レッドゾーンに入るときに靴の履き替えはしませんし、シューカバーもしません。

　別のところでも説明しますが、防護具（ＰＰＥ）は着れば着るほど安全、というのは素人目線の間違いでして、ＰＰＥ着用下での感染リスクは「脱ぐときのウイルス付着」が大きいのです。

　シューカバーを着用すれば、当然、レッドゾーンを出るときそれを脱がなければなりません。暑いうっとうしいＰＰＥを着て医療行為をすると、汗だくになり、ヘトヘトになります。感染のストレスもとても強いです。そんな心身への過大なストレスで疲労困憊《こんぱい》しているときに、かがんでシューカバーを取り払う行動そのものが、ウイルスに触ってしまうリスクになるのです。

ほとんどの場合、接触感染は手から起きます。もちろん、例外はありますが、例外はあくまで例外です。ウイルスは自ら飛行能力を持ちませんから、靴の裏についたウイルスは空を飛んで皆さんの口や鼻には入っていきません。靴の裏を触るとか、床を舐めるとかするとウイルス感染のリスクですが、そういうことをしなければ（しないでくださいね）まず問題にはなりません。

事実、基礎医学の研究では、靴にウイルスが付着する可能性は指摘されていますが、実際の疫学研究などで靴からのＣＯＶＩＤ-19感染はほとんど報告されていません。

「頻度」の概念は非常に、非常に大事です。

基礎医学研究のデータをそのまま臨床現場の判断に使ってはいけない、と我々、臨床屋は厳しく教えられますが、それは基礎医学研究のデータがしばしば「極端な例外的な環境下」で行った実験だからです。理由は簡単で、極端にしたほうが結果が出しやすいからです。

だから、例えば飛沫の影響を調べる際には、カジュアルにしゃべっているときの飛沫の影響よりも、大声で騒いだり歌っているときの飛沫の影響を調べる傾向にあります。

よって、基礎医学の実験データを解釈するときは、

「こういうことがまれに起こりうる」

のか、

「こういうことがしばしば起きる」

のか、

「こういうことは常に起きている」

のかを、きちんと区別して解釈する必要があります。

また、

「ウイルスがどこどこに存在する、飛散する」

と、

「それが実際に感染を起こしうる」

と、

「それが、現実にあちこちで感染を起こしている」

は、区別しなければなりません。

微生物＝感染症、ではありません。「感染しうる」＝「感染している」でもありません。

というわけで、屋内では靴を脱ぐ日本の習慣こそがＣＯＶＩＤ－19対策の「決め手」ではないことが、容易に想像できます（わずかに寄与している可能性は否定しません）。

「日本人の習慣」のおかげなのか？

同じ根拠で、入浴習慣などの「日本人の習慣」はあまり関係ないか、少なくとも決定的要因ではないと思います。

同様に、「日本人は声が小さい」とか「握手をしない」といった習慣も、「決め手」ではなさそうです。

ぼくのささやかな経験では、かつて住んだり、訪問してきた国……中国本土や香港の人たちは、概ね声が大きいですし、韓国の方も日本人より声が大きい印象を持っています（ここは印象論なので間違ってたら教えてください）。

ハグやキスの習慣はどうでしょうか。これは、もしかしたら多少の影響はあるかもしれません。ただし、オーストラリアやニュージーランドは感染対策の「成功国」と考えられますから、英国のコモンウェルスの一員であるこうした国が、英国本国やカナダと「ハグやキス」で決定的な違いを生んだとはちょっと考えにくいです。

まあ、両国ともに先住民族がいますから、ここでも断言はできませんが。ニュージーランド在住の感染症医、青柳有紀先生に、マオリ族のハグやキスの習慣については今度教えてもらおうと思っています。

マスクはどうでしょう。

よく言われるように、欧米では健康な人がマスクを着用する習慣がありません。病気になったら休みますし、日本のように風邪の症状に苦しみながらゴホゴホ、マスク着用で通勤したりはしないでしょう（今は日本でもそんなことはしないでしょうが）。

マスクの着用がしっかりしている国としては、英国ＢＢＣは、メインランドの中国、香港、日本、韓国、タイ、台湾を挙げています。インドネシアやフィリピンでも同様みたいです（＊８）。

ですから、マスク着用の有無がコロナウイルス感染対策の成否を分ける一因になっている、という仮説は説得力があります。

ただ、ぼくは若干懐疑的です。

なぜならば、よく知られているように、医療用マスクの効果は「感染者が感染を広げる」のを防ぐことであり、「非感染者が感染しない」効果はないか、ほとんどないことが示唆されているからです。布マスクについてはもっとデータが少ないですが、基本的には評価は同じです。

日本では、PCR検査によるデータは感染者を過小評価しています。しかし、抗体検査でも「累積総感染者数」は多くありませんでした。データは概ね1%未満であり、100人に1人も感染していなかったことが示唆されています。これが「過去の感染者」ではなく、「現在の（他者に感染させうる）感染者」の数になると、もっともっと少ないでしょう。

マスクの効果は「ある程度感染者が多くて、無症候感染者がまわりにうようよしていて、そうした感染者がみんなでマスクを着けることによって感染リスクをヘッジする」という戦略に基づいています。「だれもが感染者だと思って」。皆さんも、こういうスローガンを耳にしたのではないでしょうか。

でも、実際の日本は「だれもが感染者」ではなく「ほとんど感染者ではなかった」状況でした。もちろん、クラスターの内部では別ですが、日本でのクラスターはほとんどが俗に言う「三密」の条件を満たす閉じた空間内であったか、医療機関の感染がほとんどでした。市中の路上など、一般的な空間には感染者はほとんどいなかったのです。だから稀有《けう》な感染者がマスクを着けることで感染対策に成功した、という仮説はちょっと成立しにくくなります。

ダイヤモンド・プリンセス号での感染拡大は、２月５日に隔離検疫を始めたあとしばらくは、乗客ではなく、乗員（クルー）での感染拡大だったことが分かっています。

彼らは業務中に通常のマスクを着用しており、その後、環境感染学会の助言でＮ95マスクに変更したと伝えられています。

それでも感染拡大は起きました。クルーは相部屋だったので、部屋の中で（マスクなしで）感染が起きた可能性もありますが、それならば、ある特定の部屋だけで感染が広がっていたはずです。実際にはアウトブレイクは単一の部屋の中だけにとどまりませんでした。官僚やＤＭＡＴの隊員、そして各国の乗客も感染していた事実を考えると、クルーが着用していたマスクがリスクのすべてをヘッジしなかったことはほぼ間違いない（＊９）。

もちろん、なかには「隣の人がマスクをしていたおかげ」で感染リスクを回避できた人もいたでしょう。が、それが国全体の感染対策の成功の「決め手」だったとはちょっと考えづらいです。

「エアロゾル」による空気感染はマスクでブロックされるから有効だ、と主張する論文もあります。そして、エアロゾルこそが感染の主な原因である、とも（＊10）。

しかし、新型コロナウイルスで、感染者の呼気や声や咳が「エアロゾル」による空気感染（遠くまで飛んでいく感染）を起こしていることを示したケースは稀有です。非常に限定的な状況下でそういうことが起きる「可能性」は示唆されていますが、それがしょっちゅう起きていることを示すデータは皆無です。

前記の論文（前掲＊10）でも、「空気感染している、しかもそれが主要な感染経路である」ことを示したデータはないまま、そういうシナリオを作ってしまいました。これは専門家の間ではかなりの論争が起きて、論文撤回を要求するレターも書かれました（＊11）。最近、コロナ関係の論文撤回はよく見られます。

マスクの効果を検証したメタ分析もあります。マスクの感染防止効果は特に「医療機関内」の「N95マスクの使用」で顕著に認められます。外を歩いているとき、市中のマスクの効果は、ＣＯＶＩＤ-19についてはまだ十分な検証はありません（＊12）。

このメタ分析では、２００２年から流行したＳＡＲＳを対象にした非医療機関でのマスク着用効果を、フォレストプロットという図（179頁で詳述）で示しています。特に効果を示した研究は２００４年の中国でのデータなので、やはり感染が広がっている場合は市中のマスクの効果はあると思います（このときは国の施策としてのロックダウンはしませんでしたし、ソーシャルディスタンスも強調されていなかったと記憶しています）。

マスクについては後に（**ファイル３**、175頁）、もう少し詳しく説明しますね。

欧米型とアジア型？――遺伝子は変異してもキャラはめったに変わらない

さて、ウイルスの突然変異により、欧米では流行しやすく死亡リスクが高い株で、日本では流行しにくい株だった、という説もあります。

が、これを支持するデータはあまりありません。コロナに限らず、ウイルスは皆しょっちゅう遺伝子の突然変異を起こしています。が、その突然変異が感染のしやすさや死亡リスクをどんどん変えるという事例はほとんどありません。一般論として、そういうことは「起きにくい」のです（＊13）。

なお、この論文（前掲＊13）では、ウイルスの突然変異の系統樹的解析により、ＳＡＲＳ－

ＣｏＶ－２感染が昨年の10～12月くらいから起きていたことを示唆しています（「ＳＡＲＳ－ＣｏＶ－２」とはＣＯＶＩＤ－19のウイルス名。ちなみに「ＣＯＶＩＤ－19」は病名）。このことの持つ意味は非常に大きいのですが、それについては少し後で述べます。

人類はたくさんのウイルス感染と戦ってきましたが、遺伝子の突然変異や遺伝子型でウイルスのキャラが臨床的な意味で変わってしまう現象はめったに起きていません。

まれな例としては、数十年に一度、抗原がゴロッと変わって大流行してしまうインフルエンザウイルスＡ型がありますが、これも人類の免疫機能を逃れるようになったことが流行の原因で、ウイルスの感染のしやすさ「そのもの」や「病原性」がアップしたわけではないのです。

この「遺伝子型」と感染のキャラの違いを説明した好例にＢ型肝炎ウイルスがあります。

Ｂ型肝炎ウイルスには複数の遺伝子型（ジェノタイプ）がありますが、「欧米型のジェノタイプＡ」は性感染しやすく、従来の遺伝子型（例えばジェノタイプＣ）のウイルスは性感染しにくい、とよく言われます。

しかし、性感染したＨＩＶ感染者のＢ型肝炎共感染例を見ると、たしかにジェノタイプＡ

が半数を占めていますが、24％はジェノタイプＣであり、必ずしもジェノタイプＡだけが性感染するわけではないことが示唆されています（＊14）。

日本の場合は、この「日本のウイルスは欧米とは違う」という理屈で、Ｂ型肝炎ワクチンの普及が遅れてしまった感があります。データを見れば、それは必ずしも事実ではないにもかかわらず、印象だけが先行して、雰囲気や空気で政策が決定されてしまう。「日本あるある」の話ではありますが。

「遺伝子の違い」で臨床現象の違いを説明するというのは、ウイルス学的には興味深い仮説の立て方ですが、臨床感染症学の世界でそういうことはあまり起きていないのです。ましてや昨年から勃発したばかりのＳＡＲＳ－ＣｏＶ－２感染でそんなことが短期間にドラスティックに起きるとはちょっと考えづらいです。

ＢＣＧ接種の効果なのか？

ＢＣＧワクチン接種など、免疫学的な違いを根拠と考える説もあります。

しかし、イスラエルで行われた研究で、ＢＣＧ接種者と非接種者でＣＯＶＩＤ－19発生に違いが認められなかったこと（＊15）、ブラジルなどＢＣＧ接種国でもＣＯＶＩＤ－19感染者、死亡者が非常に多くなっていることから、ちょっとＢＣＧが「決め手」と考えるのは無理があるように思います。もしかしたら、少しは寄与している可能性はありますけど。最近は、「ＢＣＧの株の違い」でいろいろなパラメーター（例えば死亡者増加のスピード）で比べよう、などという研究もありますが（＊16）、いろんなパラメーターでたくさん解析すると、「まぐれ」で違いは出ることはあります。ちょっと苦しいかな、と個人的には思います。

日本人の抗体産生の仕方、すなわち免疫反応や、抗体など免疫記憶に依存しない免疫機構（innate immunity：日本では「自然免疫」というちょっとよくない和訳がついています）にその原因を求める声もありますが、これも確証的なデータはありません。

ＢＣＧ接種も、「Innate immunity」への作用がその効果の期待の根拠だったのですが、前述のようにちょっと微妙と思います。やはり、右記の「うまくいっている国」と「うまくいっていない国」を峻別する根拠になるかは不明ですし、個人的には微妙だと思います。

血栓と人種の関係

日本人はなぜ予後が良いのか。この観点から、京都大学の山中伸弥先生は、こうした予後を変える要素を「ファクターX」と名付けました（＊17）。これから突き止めたい謎のファクター、ということですが、ぼくはむしろ日本、日本人特有のファクターではなく、もっと一般化できる（うまくいっている国共通の）要素を希求するのが筋だと思っています。

一つのヒントは、血栓です。

すでに重症COVID-19感染で動脈、そして静脈の血栓が起きやすいことが知られています（＊18）。これが予後に影響を与えている可能性もあります。

海外で診療したことがある医者ならよく知っていることですが、欧米と日本では抗凝固薬のワーファリンの必要量が全然違います。アメリカだと10㎎など多い量で投与するワーファリンは、日本人だと体重の違いを考えてもずっと少ない量で十分な抗凝固ができます。

ぼくは最初、このワーファリンの投与量の違いから、「日本人のほうが血栓ができにくいのでは」と思ったのですが、調べてみるとこれはワーファリンの代謝の人種間の違いで、直接的な抗凝固の違いではないようです（＊19）。

ただ、それとは別に、やはりアジア人は静脈血栓はできにくいようです。

これはカリフォルニアでの人種別の疫学研究で示唆されたもので、日本人や中国人などの静脈血栓リスクは、他の人種・民族に比べると低いようです（＊20）。

動脈血栓、すなわち心筋梗塞や脳梗塞などですが、これは高血圧やいわゆるコレステロールの高い人（脂質異常）、肥満、男性、喫煙、糖尿病などがリスク因子です。ＣＯＶＩＤ－19も、男性や肥満はリスク因子になっていますから、ＣＯＶＩＤ－19の動脈血栓のリスクがＣＯＶＩＤ－19のリスク（あるいはその一部）になっている可能性はあります。

そして、こうした動脈の病気も、日本人などアジア人では欧米より少ない傾向にありますから、これも説明の一つになっている可能性はあります。禁煙指導や高血圧の治療、スタチンなどによる脂質異常の治療などで動脈血栓の病気は世界的に減っていますが、それ以上に日本の頻度は海外のそれより少ないのです（＊21）。

ぼくは血管の病気の専門家ではないので、このへんの推測は一般的な医者目線からの議論に過ぎません。

が、血栓と人種の関係は、ＣＯＶＩＤ－19の重症化や死亡リスクに寄与している可能性は高いと思っています。さらに決定的なデータが出ることを期待しています。

したくても、できなかった「ＰＣＲ検査」

ＣＯＶＩＤ－19の重症化リスク、死亡リスクに血栓形成が寄与している可能性はあります

（が、前述のようにそれも「幻想」なのかもしれませんが）。

いずれにしても、それだけでは「日本で感染者が少ない」理由は説明できません。

では、海外から「ジャパンミラクル（Japanese miracle）」と驚かれる（あるいはいぶかしがられる）理由はどこにあるのか。

専門家会議のメンバーでもある東北大学の押谷仁教授は、ジャパンミラクルを、「森を見て全体像を把握する」という独特の表現で説明しています（＊22）。

それは、「感染が大規模化しそうな感染源を正確に把握し、その周辺をケアし、小さな感染はある程度見逃しがあることを許容することで、消耗戦を避けながら、大きな感染拡大の芽を摘《つ》む」ことだ、と押谷教授は説明します。そして「検査や診察への抑制的なアクセスはこのウイルスには必要な対策」だったと言います。そういう枝葉末節は無視して「木ではなく、森を見るべきだ」と。

なお、押谷教授は「厚生労働省は二月一七日に、軽症の場合『三七・五度以上の発熱が4日以上続く方』は帰国者・接触者相談センターに相談する、という方針を示し」た、と述べています。それはそのとおりなのですが、そのような抑制的な検査の方針はあとで国民から大きな批判を受けます。そして、加藤勝信前厚生労働大臣は、「そんなことは言っていない。あれは誤解だ」「目安ではあって基準ではない」といかにも厚労省の人っぽいことを言うのですが（＊23）、押谷教授のコメントによると「そんなことは言っていた」ということになります。

また、押谷教授は「欧米とアジアでは、歴史的・文化的な素地を含めて、（感染症に対する向き合い方が）根本的に違う」と主張します。

すなわち、日本では天然痘が流行していたのを「疱瘡神《ほうそうがみ》」として神社にまつり、神として認めている。「天然痘と共存する」という諦観《ていかん》を含んだ関係が、日本やアジアの社会にあるのだ、というのです。

これを読んだ多くの読者は感動しました。

感動的な文章なのは事実かもしれません。が、ファクトか否か、という観点から言うと、「全然間違ってる」とぼくは思います。「感動したい」という欲望をファクトチェックに挟まないのは、科学的営為においてはとても重要です。

個人的に押谷先生のことは存じ上げているので、彼が高潔な人物で、かつ立派な疫学者なのは存じています。しかし、アカデミズムの世界では、人物評価と学説の評価は別物です。

右記の説はまったく事実誤認としか言いようがありません。単純に事実的に、そしてロジカルに間違っています。

その根拠を今から説明します。

厚生労働省医務技監の鈴木康裕氏は『集中』２０２０年6月号で、2月の段階で日本の新型コロナウイルスのＰＣＲ検査のキャパシティが少なかったことを認めています。おまけに、ダイヤモンド・プリンセス号での船内感染対応で厚労省職員が忙殺されたため、当時必要とされていたＰＣＲ検査のキャパシティ・ビルディング、つまり検査体制の強化ができていなかったことも認めています。

つまり日本では、押谷教授が主張するように「木を見ず森を見て」という「作戦」としてＰＣＲ検査を抑制していたのではありません。したくても、できなかったのです。

なにしろ、国内発生がほとんどなかった2月の段階で、ダイヤモンド・プリンセス号内の乗員・乗客のＰＣＲ検査も五月雨式にしかできなかったのですから。この五月雨式の検査のせいで、ダイヤモンド・プリンセス号の中では検疫隔離中に船内感染が起きているのかいないのか、判然としない状況が続きました。

ただし、押谷教授の言う「**小さな感染を見逃しながら、大きなクラスターを見逃さない**」という当初の作戦は、結果的には妥当なものだったとぼくは考えています。

検査のあるべき運用方法については別のところ（**ファイル２**）で詳しく説明します。ここではざっくりと、当初のＰＣＲ作戦が妥当であった根拠だけ指摘しておこうと思います。

ＰＣＲ検査のキャパシティはなぜ重要か

検査については多くの議論の混乱があります。これは、日本の臨床検査学が検査そのものの技術的な側面ばかりを論じて、「その検査が患者に何をもたらすか」を十分に考えてこなかった、有り体に言えば「エビデンス・ベースド・メディスン（ＥＢＭ）」がきちんと日本で教えられてこなかった弊害のためです。少なくとも、理由の一つはそれです。

で、議論の混乱の一つは、

　　ＰＣＲ検査ができるキャパシティ

と、

　　ＰＣＲ検査の実践（実際に検査している）

の混乱です。厚労省関係の政治家や官僚も、しばしば両者を混同してコメントしています。専門家会議ですら時々混乱しています。臨床医学、臨床感染症学の基本的原則が、こういうところで完全に無視されているのが察せられます。

感染症流行における検査とは、例えば火災報知器のようなものです。

　　火災報知器を設置しているというキャパシティ

と、

　　火災報知器が実際にジャンジャカ鳴っていること

は、別でしょ。

「できる」と「やっている」は、別ってことです。

ＰＣＲ検査のキャパシティは重要です。パンデミックのような、世界規模での感染症の流行状況を正確に把握するには、そして目に見えないウイルス感染を察知するには、検査のキャパは絶対に必要で、「今いるウイルス」を見つけるには、遺伝子を検出するＰＣＲか、ウイルス粒子の一部を検出する抗原検査が必要です（抗体検査については別のところで説明します）。

そして、抗原検査は感度の面でＰＣＲに劣るため、ＰＣＲこそが必要な検査になるのです。抗原検査はあってもいいですが、優先順位としてはＰＣＲのほうが上です。で、火災が起きたとき、火災かな、と思ったときはキャパが必要です。そのときに「火災報知器がない！」では困りますから。

よって、２月の段階で日本がＰＣＲ検査のキャパシティを持っていなかったこと、そして検査の体制作りが上手くいかなかったことは、計算違いもあったとは思いますが、少なくとも「望んでやったこと」ではありません。

２月後半、韓国で急速に新型コロナ感染者が増えます。これは宗教団体での集団感染で、一時は1日何千という感染者が見つかるほどの大規模な流行でした。

当時、メディアでは、検査を抑制する日本と、大量に検査を行う韓国の比較が行われました。どちらのほうが正しい対策か。テレビのコメンテーターや、ツイッターなどのソーシャルメディアでも、「感染症に詳しい」と称する医療者たちが盛んにコメントしていました。

困ったことに、こういう「識者」のなかには、政治的な意図をほのめかした、あるいは露骨に表明した人もいました。つまり、日本素晴らしい、韓国ダメー、というちょっと右寄りの人と、日本ダメー、韓国素晴らしい、というちょっと左寄りの人です。

科学の議論に政治・信条を加味するのはご法度でして、そういうのとは全く無関係に感染症対策の是非を論じるのが筋なのですが、こういう「構図」を作ってしまったことで、ますます議論は激しくなってしまいました。

ちなみに、韓国はあっという間に検査のキャパを増やし、1日10万回の検査ができるようになるまでに至りました（＊24）。韓国ではアグレッシブに行った検査体制のなかで「ドライブスルー」を作って屋外でＰＣＲ検査を行ったりもしました。防護具（ＰＰＥ）を着用した人たちが、車の窓越しに検体を採っている画像を見たことがある人もいるでしょう。

ＰＰＥを着る意味、ＰＰＥの持つリスク

少し話は横道にそれますが、韓国の「ドライブスルー」方式を見て、「ちゃんと検査するたびにＰＰＥを着替えなければダメじゃないか」と非難していた「識者」がいました。これは、ＰＰＥの本質、あるいは感染防御の原則を知らないことからくる誤謬《ごびゅう》です。ちゃんと勉強せずに「にわか」で理解するから、間違うのですね。

確かに、病院でＰＰＥを着るとき——たいていは薬剤耐性菌対策とか、（いわゆる）偽膜性腸炎患者なんかに使うのですが——患者を見たあとは、ＰＰＥを脱ぐのが基本です。ＰＰＥにくっついた菌が他の患者に伝播《でんぱ》するのを防ぐためです。

しかし、エボラとか新型コロナウイルス感染では、全く考え方を変えなければなりません。どうしてかというと、ＰＰＥを着けている医療者そのものも感染リスクがあるからです。そして、その感染リスクは堅牢なＰＰＥを着けているかどうか、ではなく、「着脱」作業中に起きることが多いのです。この話は「シューカバー」のところでちょっとしましたね。シューカバーを着けると、その着脱の手間が増えるために、シューカバーをしないよりも、より感染のリスクが増してしまいます。

大量の方が押し寄せるドライブスルー（大量の人が押し寄せるようになったからこそドラ

イブスルーなわけで、たまにしか人が来ない状況下ではドライブスルーの設置なんて不要ですね）で、１人の人を検査するたびにＰＰＥを脱いだり着たりしていたら、医療者の感染リスクはダダ上がってしまいます。まあ、手袋を取り替えるくらいなら許容範囲かもしれませんが、それも患者さんの体に触れなければほとんど「意味がない」。患者さんに触らない状況を維持したままで、検体を取り続ければよいのです。防護服（ＰＰＥ）からウイルスは飛び出してはきませんから……。

　ＰＰＥがなにを目的としていて、ＰＰＥ自体にどういうリスクが内在しているか。そういう「原則」をちゃんと「理解」していれば、こういう勘違いは起きないのです（＊25）。しかし、原則を「理解」せずに、「病院ではこうなっていた」「普段はこうしている」という「体験記憶」や、「教科書にはこう書いてあった」という「知識記憶」だけを頼りにすると、こういう応用問題が解けなくなるのです。

　西アフリカでエボラ対策をしていたときも、特定医療機関で新型コロナウイルス感染対策をしていたときも、ぼくはＰＰＥをいかに着ずにすむか、脱がずにすむか、に腐心しました。これはＰＰＥの着脱そのものが感染リスク、という基本知識と経験があったからです。が、この話はゾーニングのときにもう少し詳しく説明します。

検査数は「目的」ではなく、状況が生み出す「結果」である

さて、「Our world in Data」によると、2月25日の時点で、韓国は人口１００万人あたり毎日１００件近く検査していました。当時としては世界ダントツの検査数です。同時期の日本は１００万人あたりだいたい１件で、全然違います。そして、このとき韓国では、人口１００万人あたりだいたい毎日１人程度の新規感染者を見つけていました。同時期の日本では０・１人でした（＊26）。

日本の検査数は圧倒的に少ない。が、感染者数もやはり少なかったのです。一方、韓国では患者が激増していました。患者が多ければ、検査は増えるのは当たり前なのです。

ちなみに、6月22日の段階では、日本の検査数は１００万人あたり82件、韓国は２１８件。まだ差はありますが、その差はあまりなくなっています。日本ではようやくＰＣＲ検査のキャパシティが上がってきたからです。

この話は何度もしていますが、韓国と日本では、新型コロナの検査対策戦略にはほとんど違いはありません。患者が出れば検査し、その周辺も検査する。ただ、韓国は患者が激増しており、日本の患者は非常に少なかった。検査数の差はその「結果」に過ぎません。韓国で

ＰＣＲ検査を行った場合の陽性率は０・４％です。そして、日本のそれは、検査数が少ないにもかかわらず、０・６％にすぎないのです。

確かに、日本はＰＣＲ検査のキャパが当時少なかったので、検査に抑制的な態度は示していました。しかし、そのような現実的な制約とは別に、日本では感染者自体が韓国よりずっと少なかったのです。検査ができなかった、という現実的な事情もありましたが、検査をする必要もなかった、のです。

ちなみに、ぼくがお手伝いしている兵庫県の指定医療機関でも、患者が激増した時期にはドライブスルー検査体制を作りました。病院の外でＰＰＥを着た職員が待っていて、保健所から依頼された方が車で乗り付けてそこで検査をするのです。最初は陰圧個室に案内してそこで検査をしていたのですが、いちいち動線を気にして個室まで人を誘導するより、ドライブスルーのほうがずっと楽だったのでした。

感染者が増え、検査の必要性が増えたら、ドライブスルーは合理的な判断です。韓国も日本もありません。ちなみに、兵庫県のその病院でも、患者ごとにＰＰＥの着脱は全然してませんでしたよ。

繰り返しますが、検査数は状況が生み出す「結果」です。目的ではありません。感染者が多ければたくさん検査をする。感染者が少なければ検査は多くは要らない。感染者がいなければ、検査そのものが不要です。

検査そのものが不要、というのは「検査のキャパは不要」という意味ではありません。火災報知器はどこでも必要なのです。ただ、それをジャンジャン鳴らすのはナンセンスだ、ということです。

押谷教授の検査抑制作戦は、ＰＣＲが足りないという現実的な制約から来るやむを得ない判断でした。が、当時の日本では感染者が非常に少なかったので（中国からのチャーター便と、ダイヤモンド・プリンセスを除く）、そもそも検査のニーズがありませんでした。火災報知器は足りなかったけど、ジャンジャン鳴らす必要もなかったのです。

検査のキャパに対する誤解や問題は、２月や３月の初期だけの問題ではありませんでした。夏になって、沖縄県での新型コロナウイルス感染が激増します。感染者が増えたときは検査を増やす。これが基本なのですが、沖縄県はＰＣＲ検査のキャパシティ・ビルディングを十分にしていなかったために、患者が激増しているときにＰＣＲ検査を抑制するという、まことに矛盾する対応を取らざるを得ませんでした。

８月７日、沖縄県は次のようなメッセージを出しました。『琉球新報』からの引用です。

　沖縄県の玉城デニー知事は７日、新型コロナウイルスの新規感染者数が県内で初めて１００人を超えたことを受け、県庁で会見を開いた。７月末から感染者数が急増したことで、重症者の治療を対応する感染症指定医療機関の県立病院や各保健所でＰＣＲ検査の業務が負担になっているとして、緊急的措置として当面の間、ＰＣＲ検査の対象を見直すと発表した。重症化リスクの高い高齢者や基礎疾患を有する人が症状のある場合はＰＣＲ検査は従来通り実施するが、濃厚接触者でも症状がなく高齢者や基礎疾患を有さない場合は保健所の判断で検査をしないこともあるとした。

　玉城知事は「今回の措置は医療が必要の人へ迅速に検査に届けるための緊急的措置であり、県民のみなさんの理解もお願いしたい」と述べた。

　会見に同席した県立中部病院の高山義浩医師によると、感染者一人につき平均の10人の濃厚接触者がおり、指定医療機関は検査に追われて治療に専念することが難しいという。県内は現在は比較的若年層の感染者が多いが、少しずつ高齢者も増えてきており、早急に重症者用の治療体制を再構築する必要があるとした。

高山医師は「決して検査は絞り込もうとしている意図はない。症状のある人の検査はする。症状がない人の治療は限界がある。命を救うための医療は、症状が出てからでも遅くない」として理解を呼び掛けた。（＊27）

実際には検査は絞り込んでいるので、高山医師のコメントは「言ってることとやってることが違う」典型的な例です。

前述のように、感染者数がある程度少ないときは、医療リソースやＰＣＲ検査のキャパを守るために検査数を抑えるのは合理的ですが、感染者が激増しているときに検査数を抑えてしまうと、現状把握が不可能になります。

そして、ここが肝心な点なのですが、ＣＯＶＩＤ-19において「命を救うための」最良の策は、「感染者を出さない」ことなのです。なにしろ、決定的な治療法は存在しませんから。リスクの高い高齢者などが感染し、そして重症化した場合、その死亡リスクを激減させる方法は現在のところありません。よって、「感染させない」ことこそが現段階でのほぼ唯一の「命を救う」方法になるのです。

日本の医療現場で起きた「消耗戦」——悪しき精神主義を脱せよ

少数のクラスターを見つけ、封じ込めることで、日本は3月下旬まで非常に上手に感染対策をし続けました。

ただし、その対策は非常に泥臭く、効率の悪いものでした。保健所を介さないとできない検査（抑制してたから）。電話とＦＡＸという非効率、かつ不正確な伝達方式。患者とクラスターが非常に少ないときはよかったのですが、神戸市・兵庫県のように同時に複数のクラスターが発生したりすると、現場は大混乱に陥りました。

おまけに、軽症者・無症候者も病院で入院していなければならない、退院には2回のＰＣＲ陰性が必要という「謎ルール」のために（後に両者は変更されるのですが）、経過の長いＣＯＶＩＤ－19患者で指定医療機関はあっという間に一杯になってしまいました。これで医療従事者の疲弊はさらに増しました。

さらに物品不足が祟《たた》りました。ディスポーザルのマスクが足りなくなり、本来は捨てねばならないマスクをリユースするようになります。ガウンが足りなくなり、病院によってはゴミ袋を切り裂いてガウンの代わりにしていました。そうした防護具が満足にない状況のなかで、院内感染が複数発生し、大量の医療従事者が隔離、入院、自宅待機となりました。外来や入院の差し止めが行われ、あぶれた患者を受け入れたためにＣＯＶＩＤ-19を診ていなかった周辺医療機関も非常に多忙になりました。

3月下旬から、特に東京で、クラスター追跡では追いつけない感染者が見つかるようになりました。検査抑制、クラスター追跡という「後から追っかける」方法では間に合わなくなるのです。そのため、日本は「緊急事態宣言」という「先回りする」方法を選択せざるを得なくなりました。

この4月上旬の段階で、日本の複数の地域では「医療崩壊一歩手前」だったのです。

押谷教授は「小さな感染はある程度見逃しがあることを許容することで、消耗戦を避けながら、大きな感染拡大の芽を摘む」と言いました。

しかし実際には、日本の医療現場、公衆衛生の現場（保健所）で起きていたことは、消耗戦以外の何物でもなかったのです。

もしＰＣＲ検査のキャパが十分にあれば、保健所を介することを義務化した検査の抑制と非効率な伝言ゲームは回避できていたことでしょう。防護具が十分にあれば、院内感染リスクも軽減できていたはずです。そもそも、入院患者を具体的に減らす方法はあったのに、ここをいつまでも看過していたのも大問題でした。

日本は昔から、伝統的に、（前線の）人とモノを大事にしません。ノモンハンやインパールを例に挙げるまでもなく、現場の人間をこき使って、疲弊させ、消耗させ、そして物資が足りなくても精神主義で我慢させるのです。

しかし、このような悪しき精神主義では正しい感染対策はできませんし、事実、日本の医療現場は消耗しました。日本人の歴史と文化で感染症と上手く対峙《たいじ》できた、などという押谷謎理論はぼくにはまったく理解できません。あれにメロメロになって、感動してしまう人がたくさんいることは理解しますけど、これも日本の伝統的、悪しき「物語主義」です。事実を無視したり、歪曲《わいきょく》して、自分が気持ちよくなるような「物語」に事実を擦《す》り寄らせてはいけません。

そもそも、天然痘と共存する諦観なんて、アジアのどこの文化にもありません。それを諦めていたのは、昔は「諦める以外に手段がなかった」からです（西洋も同様です）。が、天然痘はワクチンで克服できることが分かり、日本も含め、アジアのすべての国でもこの病気を撲滅《ぼくめつ》せんと全力を尽くしました。そして、現在はアジアのみならず、世界中から天然痘も撲滅されています。

同様に、ポリオもワクチンで撲滅しようとしています。ヒトパピローマウイルス（ＨＰＶ）が原因の子宮頸がんもまた、撲滅目標の「感染症」で、世界中がワクチン接種でこの忌《い》まわしい病気を克服しようとしています。日本を除けば。

日本は厚生労働省が、非科学的な根拠でＨＰＶワクチン普及を怠《おこた》ってきました。そのため、他国では「根絶」が現実的目標となっている子宮頸がんは、日本では減らないままで、毎年多くの死亡者を出しています。

新型コロナについても、多くのアジアの国は「諦めた」りしませんでした。徹底的な感染防御体制をもって、中国でも韓国でもタイでもベトナムでも、多くのアジアの国で新型コロナウイルスの少なくとも第一波は克服しようとしています。この感染症を「諦めた」のはいっときの英国とブラジル、そしてスウェーデンといったごく少数の国々でしたが、これらの国が感染対策をしくじり、方向転換を強いられたのは皆さんご存知のとおりです。

感染対策が上手くいった本当の理由

さて、ではこのようなアジアの国々やオセアニアの国（オーストラリア、ニュージーランド）では、どうして欧米諸国よりも感染対策が上手くいったのか。
それは、これまで検討したように、文化や習慣、ＢＣＧ、ＰＣＲ抑制といった理由ではなさそうです。

確定的な証拠はないですが、状況証拠から一番プラウジブル（plausible：もっともらしく思われる）な理由は、

「スタート地点が違っていたから」


というものです。

日本は、隣国の中国で武漢の肺炎が流行していたことを知っていました。春節が近づいていて、春節が来れば多くの中国人が大挙して日本各所を訪れることも熟知していました。その中に感染者がいて、日本で感染者が発生、流行することも危惧していました。

しかし、世界保健機関（ＷＨＯ）は国際間の渡航規制には賛成せず、日本政府も中国からの渡航を容認しました。感染危惧はさらに高まったのです。

そして、日本では各地で散発的なクラスターが発生しましたが、それを追跡、捕捉するこ

とに成功し続けました。ＰＣＲ検査抑制下でこれが可能だったのは、単純に患者数が少なかったからです。韓国のように短期間に大量の患者が発生していたら、このような追跡・捕捉は不可能だったでしょう（事実、ダイヤモンド・プリンセス号ではタイムリーな追跡は不可能でした。単に船内に隔離していたから、船外に感染が拡大しなかっただけです）。

患者が少なかった。これが日本の対策がうまくいった最大の理由。これがぼくの推測です。

韓国や中国ですら、感染者の数は比較的限定的でした。よって、徹底的な検査や隔離、街のロックダウンといったアグレッシブな対応で、アジア・オセアニアの各地では感染症を抑え込むのに成功したのです。

一方、ヨーロッパ各国やアメリカ合衆国では初動が遅れました。対策スタート時点で、すでに大量の感染者が発生していたのです。

フランスでは、２０１９年12月の段階で、すでに新型コロナウイルスによる肺炎患者が発生していたことが分かっています（＊28）。

イタリアでも、下水道の保存検体を調べてみると、２０１９年12月のサンプルからＳＡＲＳ–ＣｏＶ–２が見つかっています。その時点で、イタリアには新型コロナウイルスが存在していた可能性が高いのです（＊29）。同様の研究で、スペインのバルセロナではなんと、２０１９年３月にはＳＡＲＳ－ＣｏＶ－２がいた可能性が示唆されています（＊30）。

こうした研究はまだ検証が不十分ですが、ヨーロッパでは随分前からＣＯＶＩＤ－19の流行が起きていて、それに気づいていなかったのは間違いないところだと思います。

ヨーロッパの流行は、その流行に気づくよりずっと前に、すでに始まっていた。そして、新型コロナ感染の存在に気づいたときには、すでに大量の感染者が発生していたのです。

よって、日本のように「後から追いかける」クラスター追跡ではとても間に合わない状況でした。だから、「先回りする」ロックダウンを選択せざるを得なかったのです。アメリカの東海岸でも同様のことが起きたものとぼくは推測します。

ニューヨーク市で、ＰＣＲ検査で診断された事例よりも１０００倍以上の患者が発生していたことが抗体検査から示唆されています（＊31）。「気づいたときは遅すぎた」ヨーロッパと同じことが起きていたのですね。

新型コロナの危険性は「水」のようなもの

何度かいろいろなところで申し上げていますが、新型コロナウイルスは「水」のようなものです。その危険性は「量」に依存します。感染者数が少ないときは、コップ一杯の水のようなもので、どうということはありません。しかし、水の量が激増すると、それは洪水や津波のようなもので、何をやっても対応が困難なものになってしまいます。

コロナウイルスは、「どのくらいの人が感染しているか」によって、その問題の深刻さが大きく異なるのです。

だから、感染者が少なかった日本では、（本稿執筆時点では）比較的被害が小さかったのです。感染者が少なかった他のアジアの国々も同様です。

反対に、感染者が（気づかぬうちに）激増したヨーロッパは、ＣＯＶＩＤ-19の大きな被害を受けました。現在、患者数が激増している南北アメリカ大陸の国々も同様です。

アジアがよかったといっても、それはアジア共通の傾向とは限りません。

本稿執筆時点で感染者が激増しているのはインドです。

インドには多数の出稼ぎ労働者がいて、彼らは仕事ができないとすぐに生活の糧《かて》や場所を失ってしまいます。感染対策のために経済活動の縮小を行ったところ、多くの出稼ぎ労働者は生活の手段を失ってしまいました。大量の出稼ぎ労働者が帰省のために移動し、そのため感染はさらに拡大しました。

　また、収入を失って食うに困ったこうした出稼ぎ労働者の間では、餓死も続発しています。相当深刻な問題です（＊32）。

　やはり感染者が増えているブラジルでも同様の社会構造が見られるようです。感染増加は看過しても、労働者が労働し続けなければ生きていけない社会構造です。感染者、死亡者が増加してもそれを無視し続けているボルソナロ大統領の方針は、外から見ると暴論にしか見えませんが、ブラジル国内ではむしろ大統領の支持率は上昇しています（＊33）。しかし、大統領を支持する人がたくさんいたとしても、やはりブラジルの感染対策は「失敗」である、と判断するのが妥当でしょう。

　このように感染対策をしくじると、アジアの国々でもたちまちコロナウイルスにやられてしまいます。かといって、コロナだけに注力すると、餓死など他の問題も生じてしまいます。よって、コロナ対策と住民の経済支援は同時並行的に行わねばなりません。

　つまり、これは欧米かアジアか、といった民族文化の優劣の問題ではなく、どの国でも起こりうる問題です。ここは勘違いしてはいけません。

新型コロナにロックダウンは非常に効果的

ちなみに、経済活動を抑制させ、外出を禁止するロックダウンそのものは、非常にパワフルな感染対策法です。なにしろ、感染症は感染経路を遮断すれば確実に伝播しなくなりますから。感染経路の存在しない感染症の流行はありえないのです。

ちなみにちなみに、フランス、スペイン、イタリア、英国でのロックダウンの効果は覿面《てきめん》で、即座に感染を激減させたことが、のちの数理モデルで判明しています。ロックダウンのあとも患者が増え続けたイタリアやスペインでは、「ロックダウンも効果なしか」と、いちどきその効果を疑われたこともありましたが、感染症の対策をとっても、その効果が視覚化されるのは2週間程度遅れます。この遅れのために、ロックダウンの効果は見えにくくなっていたのでした（＊34）。

ここは、非常に重要なポイントなので繰り返しますが、**ロックダウンはCOVID-19対策に非常に効果的です。**

同様に、感染経路を遮断するステイホーム、ソーシャルディスタンスといった方策も、効果的に実施されれば極めて効果的な感染対策です。「緊急事態宣言なんて感染を減らすのに意味がない」という意見がありますが、それは間違っています。

ただ、ロックダウンが安易に取られるべき手段でないのもまた事実です。感染対策には実に効果的ですが、副作用もまた非常に大きいからです。経済活動は縮小され、教育活動は縮小され、多くの方が生活の維持に困窮します。

ロックダウンという極めて強力な「先回りする」方法は、それ以外の方法が存在しない場合の「最後の手段」として残しておくべきです。逆に言えば、**ロックダウンしか取る手がない、というギリギリのところに追い詰められた状況にいかに陥らないかが大事なのです。**

だから、感染者が少数発生しているときは、徹底的なクラスター対策で患者発生を抑え込まねばなりません。

最大の要因は「運が良かった」

もう一度、再確認します。欧米でも徹底的なロックダウンによってＣＯＶＩＤ－19を激減させることに成功しています。しかし、それでも感染者、死者が非常に多かったのは、初動の段階ですでに感染者がたくさん出ていたので、対策を始めたときはすでに手遅れだったのです。

一方、日本、韓国、タイ、ベトナム、シンガポール、香港、台湾、オーストラリア、ニュージーランドなどでは、問題が顕在化したときには感染者数は出ていなかったか、ほとんどいませんでした。韓国のように大量の患者が発生した国ですら、急いでクラスター追跡をしたのでなんとか間に合ったのです。日本は3月下旬からクラスター追跡だけでは足りなくなりましたが、それでも手遅れなほどではなかった。

欧米と、アジア・オセアニアの違いを決めたのは、この「気づくタイミング」の違い。ここが決定的だったとぼくは考えています。

それは、察知力というより、多くの場合は単に「距離」の問題だったのかもしれません。ヨーロッパ大陸、南北アメリカ大陸からはアジアは遠いのです。遠いところで起きている問題は、深刻に、敏捷《びんしょう》に察知しづらい。逆に、アフリカで流行していたエボラ出血熱についてはヨーロッパは日本よりも敏感に対応していました。

また、アメリカなどはトランプ大統領が早期に中国からの渡航を禁じてしまい、安心してしまったところもあったのかもしれません。実はアメリカも当初はＰＣＲ検査のキャパシティが足りなくて日本と同じ悩みを抱えていたのですが、患者数が増えすぎて検査が追いつかず、結果的に世界最大の感染者数を出した国になってしまいました（本稿執筆時点）。

日本でも、アメリカのように感染の察知が遅れていたら、同じことが起きていたでしょう。

そういう意味では、**日本とアメリカの違いは「紙一重」な違いでした。両者の新型コロナウイルス対策の成果の違いは非常に大きいですが、それは僅《わず》かな偶然がもたらした、大きな成果の違いだったのです。**この事実に、ぼくは冷や汗が出る思いです。

そうです。**日本がコロナの第一波を乗り越えた最大の要因は、「運が良かった」ためです。**アジアの文化や風土や歴史は関係ありません。

長年のラッキーの連続が招いた「感染対策の遅れ」

実は、日本は２００２年のＳＡＲＳのときも運が良かった。あのときもたまたま日本にはＳＡＲＳ患者が渡航してきませんでした（１人渡航しましたが、何事もなく離日されました）。そのために、渡航者のいたカナダのような国内流行は経験せずに済みました。

あのときはアメリカも運が良くて、日本同様、１人の感染者もいなかったのですが、それもまた「運」のもたらしたものでした。「水際対策の成果」だと評した新聞がありましたが、実際には感染者が国内に入ってこなかったので、これは「成果」ではなく「運」としかいいようがない（＊35）。

２００９年の新型インフルエンザのときも、死亡率が低いパンデミックだったために大きな問題にならずに済みました。あのとき、「日本ではすぐにタミフルを使ったからよかったんだ」という意見がでて、それは厚労省の会議ですら示唆されましたが、実はタミフルを使わず「インフルになったら自宅で療養」の対応を取っていたフランスやドイツなどでも同様に死亡者は少なかったのです。起きている現象を批判的に吟味せず、情緒的に「日本はよかった」と結論づけてしまうのは、昔からの日本行政の悪いクセです。

そして、日本は韓国のようにＭＥＲＳが入り込んでの院内感染も経験せず、２０１４年のエボラ流行時も国内には１人の感染者もやってきませんでした。日本はとにかく、ラッキーだったのです。

が、ラッキーだったがゆえに感染対策が遅れたのもまた事実です。いや、ある意味、日本は長期的に見るとアンラッキーであったとすら、言えます。

中国はＳＡＲＳで痛い目にあったので、中国ＣＤＣを整備しました。韓国はＭＥＲＳの院内感染で痛い目にあったので、検査体制や医療体制を整え、今回の新型コロナでも迅速に対応しました。日本だけがのほほんと、感染症の怖さを実感せず、感染症のリスクに晒されず、「平和ボケ」していたのです。

日本は、ぼーっとしたままでＣＤＣも作らず、医療インフラも感染症の人材育成も不十分なままで、新型コロナに立ち向かうことを余儀なくされました。Ｎ95マスクを洗濯バサミでつるし、何度も使い回しているときは、「竹槍で立ち向かってるみたいだよねー」と苦笑しながら言ったものです。それでも、春節アラートで早期対応が可能だったために、なんとかかんとか、ギリギリ持ちこたえたのでした。

尾身茂氏は４月18日の日本感染症学会シンポジウムで、ＰＣＲ検査について、「現在１日１万３０００件実施できるキャパシティがあるはずだが、現実は１日４０００から５０００件にとどまっている」と述べ、現在の感染拡大実態に照らして検査数が不足しているとの認識を示しました（＊36）。

やはりキャパは足りなかったのです。「森を見る」戦略も、消去法によるやむなしの戦略だったのです。そして患者が増えた３月下旬以降、そのやり方も限界に至ったのです。

日本はどうしたら第二波に対応できるのか？

さて、そろそろ結論です。では、日本で第二波が発生したとき、我々は第一波よりもちゃんと対応できるのでしょうか。

答えは、もちろんイエスです。ただし、そこにはいくつかの条件が必要です。

すでに延々と論じたように、新型コロナウイルス対策の要諦は「数」です。このウイルスは、数が少ないときにはどうってこともない感染症で、そのほとんどは軽症です。

しかし、感染者の数が増えると、重症患者も増え、ＩＣＵを埋め尽くし、長期のケアを必要とするこうした患者は医療崩壊を助長します。

「水」がコップ一杯のときはなんでもなく、バケツ一杯でもどうということはないのですが、大雨になるとつらく、洪水になるとかなりつらく、台風や津波になると甚大な被害をもたらします。「水」同様、コロナの問題はその「量」に大いに依存するのです。

よって、大事なのは量を増やさないことです。

流行早期を見逃さずに察知する。察知して、検査して、診断し、濃厚接触者を探してモニターする。数が増える前に、抑え込む。これができれば、第二波は適切に対応できます。

そのために、ＰＣＲ検査の「キャパシティ」は絶対に必要です。ただし、ＰＣＲ検査をするかしないかは状況が決めます。必要があれば大量の検査を、流行が起きていなければ検査は必要ありません。ただ、それだけです。

ＰＰＥなどの医療資源にも十分なキャパシティが必要です。いざというとき枯渇《こかつ》しないような十分な準備が必要です。

マンパワーにも十分なキャパが必要です。中央の、地方の行政担当者、感染症の専門家が必要です。中央からの指示を仰《あお》がないと動けない人ではダメで、地方にも個々に判断できる行政専門家が必須です。海外のようなＣＤＣやdepartment of healthの整備が必要です。この話はもう10年以上前から延々と申し上げているのですがね。

臨床現場のマンパワーも必要です。ようやく退院時のＰＣＲも必須でなくなり、軽症者の滞在先も整備されつつあります。第一波のときよりもそうとう有利な条件は整いました。

マンパワーを増やしても、人材が無駄働きを強いられていては、疲弊は避けられません。効率化は必然です。ＦＡＸと電話という非効率、不正確な方法は、「ＨＥＲ‐ＳＹＳ」（ハーシス）というオンラインシステムに置換されるようです。

が、役人あるあるで、現場のことを考えずにやたら入力項目が多いために、現場の負担は大きいようです。ぼくの周辺の感染管理認定看護師の評判はすこぶる悪い。

そもそも、入力項目が多いと、誤入力の可能性は増え、入力の遅れが生じ、遅れによりさらに入力の正確さは下がります。アンケートでもそうですが、入力項目が増えると情報は雑になります。皆さんも、5項目評価の質問がやたら多いと「とりあえず、みんな3に入れとけ」になりませんか？（ぼくはなります）。これじゃ、意味のない情報がやたら大量生産されるだけになります。

その昔、厚生労働省は「A－net」（エーネット）という悪評高いエイズ患者の情報管理システムを作りました（＊37）。これはものすごくユーザー的には使いにくかったので、情報は入力されず、情報の入っていないデータベースはただの「箱」となって、そのまま消滅してしまいました。情報収集システムは活かせるように「仕組み」を作らないと、死んでしまうのです。

加えてHER－SYSは、従来の感染症発生動向調査（NESID）を行っていた国立感染症研究所には情報が入っていかないシステムなのだそうです（＊38）。感染研がアクセスできないために、わざわざHER－SYSのデータをもらって、従来のNESIDのデータと突合《とつごう》しているのだとか。こんな非効率な仕組みがいまだに行われている。

情報収集や分析の「仕組み」やデザインがよくないと、どんなに素晴らしいテクノロジーを駆使したデータベースも無用の長物と化してしまいます。また、「いつもの話」の繰り返しです。

　新型コロナウイルス報告の問題は他にもあります。「重症例」の定義が自治体によって異なり、国へ報告する基準が一貫していなかったのです（＊39）。これは、東京都などが「集中治療室に入室していても必ずしも重症とは言えない症例もある」として独自の判断をしていたためなのですが、国のリスク・コミュニケーションの失敗だとぼくは考えます。

　感染症サーベイランスのときに用いる診断基準は、ベッドサイドの実臨床に用いるものとは違うのです。前者は時間的な動向や他地域との比較に用います。よって、基準は一致していなければならず「都道府県によって異なる基準」はありえません。一方、後者は実際の診療行為のために行うもので、要は患者さんがよくなるかどうか、を根拠に決められます。「報告基準では○○病ではないけど、○○病だと判断できるから、そのように治療する」といった一種の「二枚舌」がしばしば発生します。

　こういうことは感染制御のプロならみんな知っていることですが、厚労省の「重症」の定義は、どのように、なんのために用いるのかの説明が十分ではありませんでした。「サーベイランスデータは一貫性のほうが重要で、仮にベッドサイドで『重症』と判断していなくても、定義さえ満たしていれば報告対象なんですよ」という「主旨」を各所に明確に示す必要があったのです。

第二波をベターに乗り切るにはそれなりの諸条件が必要です。が、１９１８年の「スペイン風邪」のときと違い、その条件を整え、第二波をミティゲート（mitigate：和らげる）する可能性は高いとぼくは思います。いまや、何をやれば上手くいって、何をやれば失敗するかはほぼ明らかなのですから。

いや、第二波の発生そのものを事前に防止することだって不可能ではないかもしれません。小さなクラスターの断続のレベルで抑え続けるのです。

もちろん、地球規模でこのコロナウイルス問題を完全に克服するのは（当面は）不可能でしょう。そして、「new normal（ニュー・ノーマル）」といわれる新しい生活様式に移行するのも避けられない運命だと思います。

それでも、ロックダウンとか緊急事態宣言といった「最後の手段」を回避できるだけでも、第二波回避のメリットはとても大きなものです。このメリット、大きいですよね。このメリット、享受したくはありませんか。

ぼくはしたい。第二波なんて、来てほしくない。

だから、前述の条件を全部満たすことがとても重要になります。そして、今の日本になら、すべての条件を満たすことは可能です。

満たす覚悟さえ、関係諸氏が持つことができれば。

さて、この原稿を最初に執筆したのは6月下旬のことでした。言うまでもなく、ぼくの「予想」は間違いでした。

7月初旬には「第二波」がやってきたのは、ぼくらのようなプロの目には明らかでしたし、8月の感染症学会でも学会理事長が「第二波のまっただなか」であると宣言しました。第二波の到来は回避できなかったのです。そして、その「波」の大きさは第一波に比肩するか、あるいはそれ以上にひどいものになる可能性が高いです（と、書いているのは8月28日のことです）。

そして……外れたイワタの予測

ぼくの予測が間違った理由は明らかです。国への過大評価です。

さきほど、ぼくは「第二波をベターに乗り越える条件」というのをお示ししました。

このうち、ちゃんとできていたのは医療現場や病床のキャパ、それからＰＣＲ検査のキャパシティ・ビルディングだけでした。

とはいえ、沖縄県などでは、それでも両方のキャパが不十分で、感染者の激増、重症者や死亡者の増大、そして医療システムの逼迫《ひっぱく》を招いてしまいましたが。

まず、一番大事な保健所業務の効率化やマンパワーの拡大はほとんどできなかったようです。前述のＨＥＲ－ＳＹＳは、入力が煩瑣《はんさ》で採用されない地域も多く、あるいは病院関係者が入力を嫌って保健所が入力を代行している地域もあります。むしろ余計な仕事が増えてしまったのです。

東京で感染者が増え始めたとき、多くの関係者は「あれは若者中心の感染だ」「医療はまだ逼迫していない」「ＰＣＲをたくさんやっているだけだ」「重症者は出ていない」と問題を矮小化《わいしょうか》しようとしました。

本当は、問題が悪化した、その萌芽の段階で問題の芽を摘んでしまえば、ことは小規模に、

資料７　日本の日ごとの新規感染者数の推移
（2020年8月26日時点）

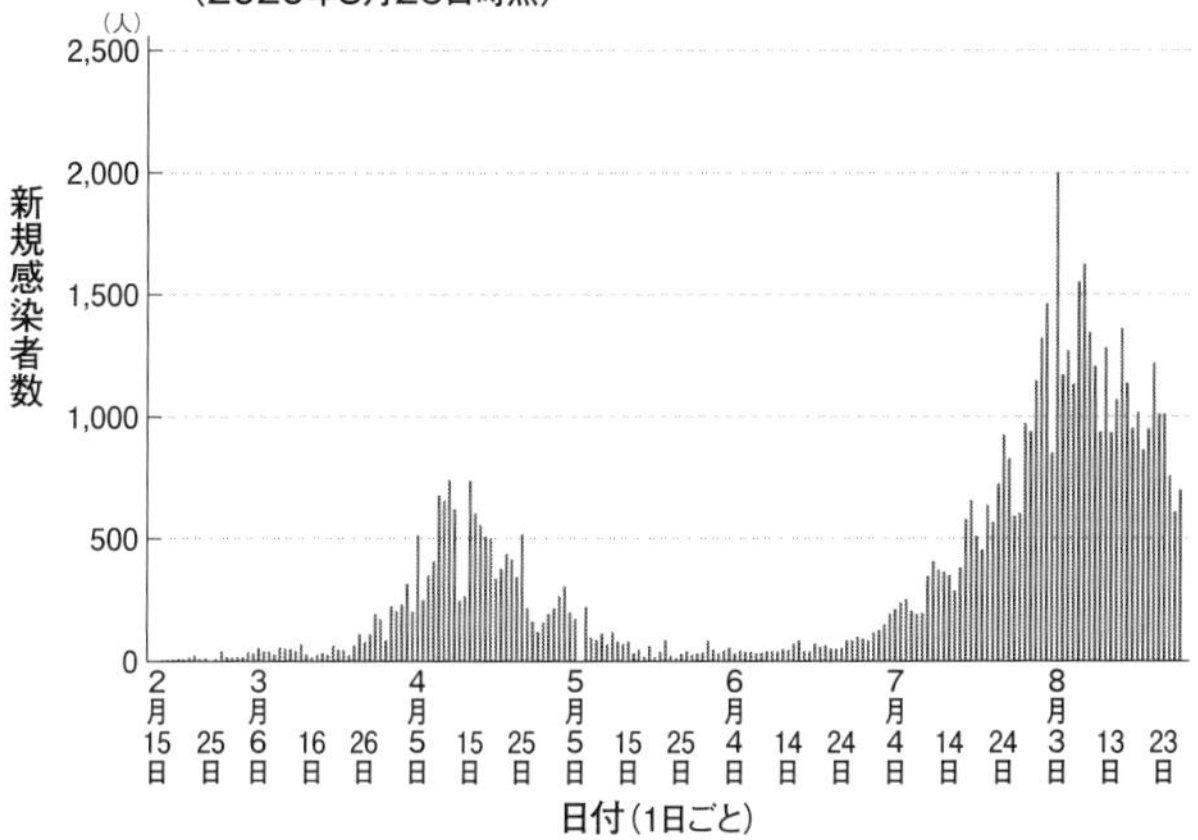

出所：「Worldmeter」 https://www.worldometers.info/coronavirus/country/japan/

そして短期間に収まったのですが、「今はまだ大丈夫」という、まるでトイレを我慢する幼児のような論理で現状維持に甘んじ、情況を看過してしまい、あまつさえ「ＧｏＴｏ」などという全く情況と噛み合わない政策まで前進させてしまいました。

沖縄県でもまったく同じ誤謬が繰り返されたのはすでに申し上げたとおりです。次第に日本のあちこちで感染経路不明の感染者が増加し、患者の年齢が上がっていき、重症者が増え始め、そして死亡者が確認されるようになりました。

東京都や大阪府、沖縄県といった各自治体は感染対策をようやく強化し、このままではいけないと危機感を新たにし、人々は再び行動を自粛するようになりました。そうして、ようやく第二波は収束に向かおうとしています。残念ながら、本校執筆時点（8月下旬）以降も、死亡者は確認され続けるでしょうが。

さて、日本の「第一波」と「第二波」では、後者のほうが診断感染者数は圧倒的に多いです（＊40）（**資料7**）。

これは端的にＰＣＲ検査数が増えたことが大きな理由として説明されます。また、第二波は当初、若い層を中心に流行しました。若年者は死亡リスクが低いために「死亡率」も当然低くなります。

そのため「日本のコロナウイルスは弱毒化した」という「素人説」が出回りました。

しかし、先にも述べた通り、長いウイルス感染症の歴史において、多数の遺伝子突然変異があっても、疾患そのものの特性が短期間で激変することは稀なのです。結局、「第二波」でも後に高齢者などリスクグループでの感染が増え、その後長い闘病期間の後に（予想されたとおりに）死亡者も増え始めました。

英国医学誌（『British Medical Journal, BMJ』）に、日本のコロナ対策に関する論説が掲載されました（＊41）。

　ここで、日本の失敗は、まずはＰＣＲ検査のキャパシティが足りなかったことだと指摘されています。そのために診断されないケースが増え、院内感染を助長し、コロナ以外の医療のキャパシティも低下しました。手書き報告のシステムは保健所を疲弊させ、またエラーの原因となりました。政府のリスク・コミュニケーションも不十分で、「三密」のメッセージこそ明確でしたが、ソーシャル・ディスタンスやステイホームといった概念の重要さは十分に伝わりませんでした。専門家会議には独立性が乏しく、政治と科学の無用な駆け引きや綱引きの原因となりました。そして、政府には何といってもアカウンタビリティー（きちんと説明できること）や透明性が欠けていたのです。

　この論説が主張するポイントは概ね正しいものです。日本政府に足りないもの、歴史を通じてずっと足りていなかったものが、きちんと指摘されています。

【註】

（＊1）Reopening too soon: Lessons from the deadly second wave of the 1918 flu pandemic. The Washington Post.　https://www.washingtonpost.com/history/2020/05/24/second-wave-pandemic-

flu-1918-coronavirus/
（＊２）「インフルエンザ・パンデミックに関するＱ＆Ａ」（国立感染症研究所感染症情報センター）
http://idsc.nih.go.jp/disease/influenza/pandemic/QA02.html　閲覧日２０２０年６月22日
（＊３）https://ourworldindata.org/covid-cases#world-maps-confirmed-cases-relative-to-the-size-of-the-population
（＊４）Coronavirus: Belgian hospital staff turn their backs on PM Sophie Wilmès. BBC News.
https://www.bbc.com/news/av/world-europe-52699962　閲覧日２０２０年６月22日
（＊５）With testing, Iceland claims major success against COVID-19. The Mainichi.
https://mainichi.jp/english/articles/20200504/p2g/00m/0in/056000c　閲覧日２０２０年６月22日
（＊６）https://ourworldindata.org/mortality-risk-covid?country=BEL~ISL#the-case-fatality-rate
（＊７）https://ourworldindata.org/covid-deaths
（＊８）Zurcher TW Anthony. Why some countries wear face masks and others don't. BBC News.
https://www.bbc.com/news/world-52015486　閲覧日２０２０年６月22日
（＊９）Field Briefing: Diamond Princess COVID-19 Cases.
https://www.niid.go.jp/niid/en/2019-ncov-e/9407-covid-dp-fe-01.html　閲覧日２０２０年６月22日
（＊10）Zhang R, Li Y, Zhang AL, Wang Y, Molina MJ. Identifying airborne transmission as the dominant route for the spread of COVID-19. PNAS. 2020 Jun 11.

https://www.pnas.org/content/117/26/14857　閲覧日２０２０年６月22日

（＊11）https://metrics.stanford.edu/PNAS%20retraction%20request%20LoE%20061820

（＊12）Chu DK, Akl EA, Duda S, Solo K, Yaacoub S, Schünemann HJ, et al. Physical distancing, face masks, and eye protection to prevent person-to-person transmission of SARS-CoV-2 and COVID-19: a systematic review and meta-analysis. The Lancet. 2020 Jun 1.
https://www.thelancet.com/journals/lancet/article/PIIS0140-6736(20)31142-9/fulltext
閲覧日２０２０年６月22日

（＊13）New coronavirus spread swiftly around world from late 2019, study finds. Reuters.
https://jp.reuters.com/article/us-health-coronavirus-evolution/new-coronavirus-spread-swiftly-around-world-from-late-2019-study-finds-idUKKBN22I1E3　閲覧日２０２０年６月22日

（＊14）Shibayama T, Masuda G, Ajisawa A, Hiruma K, Tsuda F, Nishizawa T, et al. Characterization of seven genotypes (A to E, G and H) of Hepatitis B virus recovered from Japanese patients infected with human immunodeficiency virus type 1. Journal of Medical Virology. 2005;76(1):24-32.

（＊15）Hamiel U, Kozer E, Youngster I. SARS-CoV-2 Rates in BCG-Vaccinated and Unvaccinated Young Adults. JAMA. 2020 May 13.
https://jamanetwork.com/journals/jama/fullarticle/2766182　閲覧日２０２０年６月８日

（＊16）Akiyama Y, Ishida T. Relationship between COVID-19 death toll doubling time and national

BCG vaccination policy. Epidemiology; 2020 Apr.
http://medrxiv.org/content/10.1101/2020.04.06.20055251v2　閲覧日２０２０年６月22日
（＊17）https://www.covid19-yamanaka.com/cont11/main.html
（＊18）Nahum J, Morichau-Beauchant T, Daviaud F, Echegut P, Fichet J, Maillet J-M, et al. Venous Thrombosis Among Critically Ill Patients With Coronavirus Disease 2019 (COVID-19). JAMA Netw Open. 2020 May 1;3(5):e2010478.
（＊19）長尾毅彦「ワルファリンレジスタンス」『脳卒中』（２０１０年32巻６号７３５−７３９頁）
（＊20）Tran HN, Klatsky AL. Lower risk of venous thromboembolism in multiple Asian ethnic groups. Preventive Medicine Reports. 2019 Mar;13:268-269.
（＊21）Sekikawa A, Miyamoto Y, Miura K, Nishimura K, Willcox BJ, Masaki KH, et al. Continuous decline in mortality from coronary heart disease in Japan despite a continuous and marked rise in total cholesterol: Japanese experience after the Seven Countries Study. Int J Epidemiol. 2015 Oct 1;44(5):1614-24.
（＊22）http://www.gaiko-web.jp/test/wp-content/uploads/2020/06/Vol.61_6-11_Interview_New.pdf
（＊23）加藤厚労相「『37・５℃以上』は相談・診療受ける基準でない、誤解だ」
https://www.m3.com/open/iryoIshin/article/768152/（医療従事者向けサイト）
閲覧日２０２０年６月23日

（＊24）Fisher M, Sang-Hun C. How South Korea Flattened the Curve. The New York Times. 2020 Mar 23.　https://www.nytimes.com/2020/03/23/world/asia/coronavirus-south-korea-flatten-curve.html
閲覧日２０２０年６月23日

（＊25）Honda H, Iwata K. Personal protective equipment and improving compliance among healthcare workers in high-risk settings. Curr Opin Infect Dis. 2016;29(4):400-6.

（＊26）https://ourworldindata.org/coronavirus-testing

（＊27）https://ryukyushimpo.jp/news/entry-1170353.html

（＊28）Coronavirus: France’s first Known case ‘was in December.’ BBC News. 2020 May 5.
https://www.bbc.com/news/world-europe-52526554　閲覧日２０２０年６月23日

（＊29）Italy sewage study suggests COVID-19 was there in December 2019. Reuters. 2020 Jun 19.
https://jp.reuters.com/article/us-health-coronavirus-italy-sewage-idINKBN23Q1J9
閲覧日２０２０年７月１日

（＊30）Coronavirus traces found in March 2019 sewage sample, Spanish study shows. 2020 Jun 26.
https://jp.reuters.com/article/us-health-coronavirus-spain-science-idINKBN23X2HQ
閲覧日２０２０年７月１日

（＊31）Havers FP, Reed C, Lim T, Montgomery JM, Klena JD, Hall AJ, et al. Seroprevalence of Antibodies to SARS-CoV-2 in 10 Sites in the United States, March 23-May 12, 2020. JAMA Intern

Med . 2020 Jul 21.　https://jamanetwork.com/journals/jamainternalmedicine/fullarticle/2768834　閲覧日２０２０年９月10日
（＊32）「インド、出稼ぎ労働者に食料2カ月分　コロナ対策」『日本経済新聞　電子版』
https://www.nikkei.com/article/DGXMZO59126300U0A510C2EAF000/
閲覧日２０２０年７月１日
（＊33）https://www.jiji.com/jc/article?k=20200727040364a&g=afp
（＊34）Flaxman S, Mishra S, Gandy A, Unwin HJT, Mellan TA, Coupland H, et al. Estimating the effects of non-pharmaceutical interventions on COVID-19 in Europe. Nature. 2020 Jun 8;1-8.
（＊35）http://idsc.nih.go.jp/disease/sars/QA/QAver2G003.html
（＊36）https://scienceportal.jst.go.jp/reports/other/20200420_01.html
（＊37）https://www.mhlw.go.jp/www1/topics/a-net/tp0114-1_12.html
（＊38）https://www.m3.com/news/iryoishin/812745（医療従事者向けサイト）
（＊39）https://www3.nhk.or.jp/news/html/20200820/k10012576001000.html
（＊40）https://www.worldometers.info/coronavirus/country/japan/　閲覧日２０２０年８月26日
（＊41）Shimizu K, Wharton G, Sakamoto H, Mossialos E. Resurgence of covid-19 in Japan. BMJ. 2020 Aug 18; 370.　https://www.bmj.com/content/370/bmj.m3221　閲覧日２０２０年８月28日

ファイル2　検査について

検査は医者でも誤解だらけ

いまから、検査について説明します。

検査の話をすると、どんな話をしても、必ずどこかからすごく怒られます。正直、もう検査の話はしたくない。検査の話はもううんざり、な自分がいます。

しかし、それでも「入院患者は全員ＰＣＲだー」といった意見があちこちで聞こえます。なので、面倒くさいなあ、と思いつつも、また検査について語らざるを得ないのです。

検査についての誤解は、一般の方のみならず、医療従事者にも根強いです。特に医者に多い。いや、深刻なのは、一般市民よりも医者の誤解のほうかな。普段から検査に慣れているぶん、「俺様は検査については分かっている」という間違った確信を持っている人が多いので。まさに、「分かっている」は「分かっていない」の好例です。

日本の医者、とくにぼくより年長の医者は、（自主的に学習している人を除けば）ＥＢＭを勉強しておらず、ＥＢＭを勉強していない医者は検査の本質を理解していません。

「本質」とは、病気の患者に検査がどのように「役に立つか」ということです。その検査がどういう仕組みの検査か、といった検査のメカニズムそのものは「本質」ではなく、技術的な、比較的些末《さまつ》な問題です。この時点で「はー？　お前、何言ってんの？」と怒り出す医者がいれば、その人は検査を理解していない……。

「分かる」ためには「分からない」ことを認識することからスタートさせねばなりません。俺は分かっていない。この認識こそが、「分かる」への第一歩です。検査、ちゃんと勉強して、理解しよう!!

まずはＰＣＲから——定量的検査、定性的検査がある

ＰＣＲ検査とは、ポリメラーゼ連鎖反応（Polymerase Chain Reaction）の略で、ウイル

スの遺伝子を見つける検査です。定量的な検査と、定性的な検査があります。

定量的な検査とは、ウイルスがたくさんいますよ、とか、少ししかいませんよ、という「量」を測る検査です。

典型的なのはエイズの原因であるＨＩＶのＰＣＲです。

どうして定量的なのかというと、ＨＩＶにおいては「ウイルスの量」が病気の重大さと深く関係しているので、ぼくらはウイルスの量を知りたいのです。

残念ながら、ＨＩＶ感染は一度起きると、一生ウイルスを体から除去することはできません（稀有な例外はありますが、基本的にはできません）。だから、感染が確定したら「ウイルスがいるか、いないか」は我々の知りたい命題にはならないのです。知りたいのは「どれだけたくさん、いるのか」です。

ＨＩＶが検査で10万コピー以上見つかりましたよ、と分かると、それは病気が重大になりそうなことを予兆しています（ちゃんと治療しない限り）。これが１０００コピーくらいになると、だいぶましだな、と判断します。１つも見つからないと、これはウイルスがなくなった、という意味ではなく、検査では見つけられないくらいに減りましたよ、という意味になります。この場合には、治療はかなり上手くいっているので患者さんは元気になる、なっている可能性が高いです。

一方、新型コロナウイルスに対して行うＰＣＲは、基本的に定性検査です。つまり「陽性」「陰性」という2分割です。あるのか、ないのか。それだけを問題にしています。

おっと。実は、ＰＣＲの「陽性」「陰性」と、ウイルスが「ある」「ない」は、同義ではありません。そこからスタートする必要があります。

そもそも、コロナのＰＣＲは「本当は」定性検査ではなく、定量検査なのです。えー、そこからちゃぶ台ひっくり返すのー!?　という文句が来そうですが、事実です。

ＰＣＲは、ウイルスの遺伝子を機械の中で増幅（増やす）して見つけます。古典的なＰＣＲは、増やした遺伝子を電気泳動というもので動かして、動いた場所から検査結果を出していました。現在主流のリアルタイムＰＣＲは、増幅した遺伝子に蛍光を発する試薬をくっつけ、分光蛍光光度計を使って測定するものです。この光の強度をウイルスの遺伝子の量として解釈するのです。

もともと採った検体にウイルスがたくさん入っていれば、それほど増幅しなくてもウイルスは見つかります。少なければ繰り返し増幅してウイルスを見つけます。光度計のノイズ

（ベースライン）よりもずっと高い、ウイルスがいるなと判定できるだけの蛍光光度を検出する基準となる値を閾値《いきち》（Threshold line）と言います。ここより高ければ陽性ってことです。

この閾値を超える蛍光シグナルを出すために何回遺伝子の増幅をしたか。これが閾値まで行くサイクル（Threshold cycle）であり、Ct値として表現されます。ＣＴといっても、画像のＣＴとは関係ありません。10回のサイクルで陽性になればCt値は10だし、30回のサイクルで陽性になればCt値は30です。

ですから、すでに申し上げたとおり、新型コロナウイルスのＰＣＲも実は定量検査なのです。ただ、閾値を超える、超えないで「陽性」「陰性」と判定はしていますから、ここで「定性」検査に変換しているのです。ということは、実際には「陽性」結果にもいろいろあり、「めっちゃ陽性」とか「ギリギリ陽性」とかがあるのです（＊１）（＊２）（＊３）。

要するに、新型コロナウイルスのＰＣＲ検査も、連続的な概念、定量的な検査なのです。それを、「身長１６６㎝以上は高身長」「１６６未満は低身長」と無理やり定義して、そこを境に２つのカテゴリーにぶった切っているわけです。ちなみに、なんで１６６なのかというとぼくの身長がそうだからです。異論は認めません。

そうすると、同じＰＣＲ陽性でも、ウイルスの量がとても多い「露骨に陽性」な場合と、ウイルスの量が少ない「ギリギリ陽性」な場合がでてきます。身長１９０㎝のモロに高身長な場合と、１６６㎝の「微妙に高身長」な場合があるように……自分で言っててもう嫌になってきましたが（笑）。

ＰＣＲ検査は間違える

さて、そういう概念のＰＣＲですが、いろいろ間違えることがあります。

この話をすると、とくに生物系の基礎研究をやっている方から叱られることがあります。ＰＣＲはちゃんとやっていれば間違えない。検査は手順を間違えずにきちんとやれば100％正しくて、間違えたりはしないのだ、と。

もちろん、十分な量のウイルスがいる検体を間違えずに採ってきて、プロトコル（手順）通りにＰＣＲを回して、なんならその結果を再検して、堅牢な上に堅牢な手順を踏まえて、基礎医学の論文を書くノリで実験をすれば「間違えない」可能性はあります。

が、実際には間違える。リアルワールドでは間違える。これが現実です。

なぜ、リアルワールドでは間違えるのか。

その理由は一つではありません。いろいろな理由がありますし、場合によっては複数の理由が重なって、間違いという結果に至ってしまうこともあります。

ＰＣＲの「正しさ」を吟味する研究は、「診断に関する研究」ということになります。診断に関する研究は、数値でもって「どのくらい正しいか」「どのくらい間違えるか」を吟味します。

ただし、こういうタイプの研究は、『「なぜ』間違えたのか」を教えてくれません。間違えた、という事実があったことだけを教えてくれるのですが、その理由は研究自体は教えてくれないのです（研究者が推測して議論はしますけれど）。

「感度」とは何か

臨床現場で、検査の正しさを吟味する指標は、基本的には「感度」と「特異度」ということになります。

この「感度」という言葉は、基礎医学の領域では異なる意味で用いられますので、注意が必要です。基礎医学や検査医学の領域では、「感度」は「検出感度」、ウイルスならば、どのくらいウイルスがいれば検査で見つけることができるのか、という意味で使われます。
臨床での「感度」はそういう意味ではありません。単純に、感染者を集めてきて、彼らのうち検査が何％陽性になるか、で判定します。つまり、

陽性数／感染者数×100（％）

です。

よく間違えるのは、分母です。分子で間違える人は少ない。分母は「感染者数」です。これは医学生でもよく間違えています。あくまでも「感染者数」が分母であって、「検査陽性者数」で「真の陽性者」を割っているわけではないのに要注意です。

この時点で、何の話をしているのか、ついていけなくなっている人もいると思いますが、医学生もけっこうついて来られないので気にしないで次行こう、次。

新型コロナウイルスでは感度が低いことがよく知られています。つまり「感染しているのに、検査が陽性に出ない」事例です。

すでに述べたように、感度という数字そのものは、「なぜ」検査が陽性にならないのかを

教えてくれません。しかし、いくつかの理由は想定できます。

例えば、同じ「感染者」といっても、そこには時間情報がありません。発症前(presymptomatic) なのか、発症直後なのか、治癒直前なのか。ウイルスの量は時期によって異なり、ウイルスの量によって検出されやすさは異なります。検出感度以下のウイルス量だと、検査は「偽陰性」になります。

ウイルスは基本的に細胞の中に感染しますが、細胞内のウイルスは基本的にＰＣＲでは見つかりません。これも偽陰性の原因の一つかもしれません。

検体の取り方もそうです。鼻とか喉とか、最近では唾液なども検体にしますが、十分な検体量がないこともありますし、場所によってウイルスの量が異なることもあります。肺（下気道）にいるウイルスは、鼻では見つからない可能性もあります。

ということは、患者の状態によって、ＰＣＲが陽性に出やすかったり、偽陰性になりやすかったり、の度合いも異なるということです。研究／論文によってＰＣＲの感度は異なる数字になりますが、それもそのはず、見ている患者がそれぞれの研究で異なるからです。検査キットの会社による違いもあるかもしれません。

臨床医学の最高レベルの専門誌『The New England Journal of Medicine』では、ＰＣＲ

の感度を70％とするのがリーズナブルな見積もりだ、と述べています（＊4）。だいたい、そんなところかな、とぼくも思います。

感度が70％ということは、10人の感染者を検査しても、3人は検査が陰性になり、見逃してしまうことを意味しています。なので、ぼくらは「この人は、マジでＣＯＶＩＤ-19ぽい」と思ったら、1回のＰＣＲ陰性では諦めません。何度かＰＣＲを繰り返して、陽性になるまで調べ続けます。

厚生労働省がＣＯＶＩＤ-19患者の退院基準に「2回のＰＣＲ陰性」を要件としてきました。この問題についてはまた別に述べますが、要するに「ＰＣＲは1回の陰性だけでは信用できない」ことが暗示されています。

「特異度」とは何か

次に特異度です。特異度は、

陰性の数／感染がない人の数×100（％）で算出します。

これも、分母が「検査陰性の人」と勘違いしないことが重要です。よくある間違いです。特異度が低いと、感染がないのに検査が陽性になりやすくなります。検査の偽陽性というやつです。

これも基礎研究をやっている人だと、「ＰＣＲだったら検査の偽陽性はない」と強く主張されます。

が、リアルワールドでは検査の偽陽性は起きます。

いちばん古典的な偽陽性の例は、検体の汚染です。実験室の中で、ウイルス遺伝子のある検体と、ない検体とが混ざってしまうのです。麻疹のＰＣＲや結核のＰＣＲで、こういう間違いが時々起きており、集団発生がないのに「ＰＣＲが次々と陽性になった！　集団感染だ！」と大混乱が起きてしまいます。

新型コロナウイルス感染においても検体混入による偽陽性の問題は起きました。愛知県で、たくさんの非感染者の検体にウイルス遺伝子が混入してしまい、「陽性」と判定されてしまったのです（＊5）。

そういう間違いは、検査技師が落ち着いて点検すれば起きないものだ、というのは間違いです。なぜならば、リアルワールドでは、「人は慌てる」からです。特に感染者が激増して、検査室が多忙を極め、周囲がヒステリックになり、自分もヒステリックになり、じゃんじゃん問い合わせや苦情の電話がかかってきて、上司からアレヤコレヤ言われ、疲れ、空腹になり、睡眠不足な状況になったら、そうなります。

皆さんは『キン肉マン』をご存知ですか。ご存じない方には今からちんぷんかんぷんな話をしますが、鎧《よろい》を着た超人、ロビンマスクの話です。彼は相手をやっつける必殺技、「ロビン・スペシャル」という技を編みだすのですが、それが着ている鎧の重さで相手よりも速く落下する、という理屈を活用した技なのです。ロビン・スペシャルの技そのものは本論とは全く関係ないので、興味のある方はどこかネットで探してください。

当時の子供たち（me included）は皆、「重さに関係なく、落下速度は同じだろ」とこの謎理論にツッコミを入れたものです。質量に関係なく、物が落下するときの加速度は同じになりますから。

けれども、リアルワールドでは、実は「軽いものはゆっくり落ち」ます。ティッシュとか、鳥の羽とか。それは空気抵抗があるからです。同じ速度で落ちるのは、あくまで「空気抵抗を無視できる条件」が加味されたときだけです。

ＰＣＲの偽陽性は起きない。ちゃんと条件を整えれば。……というのは、「この世の中に空気がなければティッシュだって鉄球と同じ速度で落ちていく」と主張するようなものです。だって、空気あるんだもの、リアルワールド。ＰＣＲの偽陽性は起きるんだよ、人間だもの。

みつを。

偽陽性、偽陰性

ヒューマンエラー以外でも偽陽性は起きています。

ぼくらが個人的に経験したのは——個人情報保護のために患者の情報はデフォルメしますが——ある手術前の患者さんでした。手の感染症になっていたので、抗生物質で治療していました。熱もだんだん下がってきました。いつもの、よくある光景です。

ところがこの患者さんについて、「熱のある患者は、手術の前はコロナのＰＣＲだ」と強硬に某所から主張されてしまいました。主治医は、「熱の原因は手の感染症だろ。コロナが手に感染するか？」と実にまっとうな理由から異議を唱えましたが、「言うこと聞かなきゃ、オペはさせん」とけんもほろろの返答で、しかたなく、イヤイヤ、やむを得ず、断腸の思いで……と、そこまで力は入れませんでしたが、ＰＣＲをやりました。

するとＰＣＲ検査で陽性になったのです。主治医は唸《うな》りました。オペは延期。患者は隔離。これまで４人部屋にいたのに、急にフルの防護具（ＰＰＥ）着た看護師が複数で「これから個室に移動します」ときたから、部屋中、大混乱です。

この話を聞いたぼくと、感染管理認定看護師は一言、「なんで検査したの〜！！！」

検査技師さんと話をすると、それはCt値（123頁参照）の高い、非常に微妙なギリギリの陽性で、「本当に陽性と言っていいかどうか迷う」という程度の陽性でした。関係者の誰もが、この検査結果は間違っていると思いました。

そこで、同じ患者でＰＣＲを繰り返したのです。検査は陰性になりました。やはり、先の検査は「偽陽性」だったのです。

鋭い読者はこう考えるかもしれません。２回検査をして、１つは陽性、１つは陰性の場合、どちらが真実の結果か判定できないじゃないか、と。

はい、そのとおりです。カントの「物自体」のように、真実そのものを掴《つか》み取ることは我々不完全な人間にはなかなかできません。真実はいつも得難いものなのです。が、この場合、真実は「陰性」と考える方がより合理的です。それは、患者数が激減していた（当時の）兵庫県で、熱の代替診断があり、回復している患者における「事前確率」が低いからなのですが、この話は後でもう少し詳しくします。

　こんなわけで、件の患者さんは「コロナなし」と判定されて、隔離も再び解除されました。無事に抗生物質で感染症を治療し、手術も済ませたのですが、要するに現象として「偽陽性」は起きていたのです。ぼくらは関係諸氏に「二度と、疑ってない患者をＰＣＲに回さないように、二度と」と念を押したのでした（が、同所では、しつこくも「術前全員ＰＣＲだー！」の大合唱が起きて、やはり術前ＰＣＲが行われることになったのでした。ほんっっと、みんな、検査の勉強が足りてない、ぷんぷん）。

　回復した患者でのＰＣＲの偽陽性も起きています。

　プロ野球の選手たちでＰＣＲが陽性になったことがありました。彼らの場合、抗体検査も陽性だったので、すでに過去に感染はしていた可能性があります。その場合、過去の感染の、すでに死んでいるウイルスの遺伝子を検査が拾ってしまった可能性があるのです。実際、その後、再検査した場合に、選手たちのＰＣＲは陰性でしたし（＊6）。

　このとき、専門家のコメントの中に「微陽性」という言葉が出て、ちょっと話題になりました。

医学用語には微陽性という言葉はないのですが、先に述べたように「すごく陽性」「ギリギリ陽性」というように、ＰＣＲの「陽性」には実はいろいろな様相の「陽性」があり、それは一律なものではありません。

よって、カットオフ値ギリギリの微妙な陽性、すなわち「微陽性」というのは、正式な医学用語ではないのですが、言い得て妙なネーミングだったとぼくは思います（学術用語として正式かどうか、みたいな形式的な議論は個人的には些末な議論だと思っています）。

大事なのは患者の属性――「事前確率」

まあ、いずれにしても、いろいろな理由でＰＣＲ検査の偽陰性、偽陽性は起きます。

ただし、問題のキモはそこではありません。

検査の属性は「感度」「特異度」で表現します。しかし、検査結果の解釈は検査の属性だけが決めるのではありません。被検査者、すなわち患者の属性が大事なのです。ここを理解しないと、検査問題は少しも前に進めません。

さっき、「事前確率」という言葉を使いました。これは、検査をする前の当該患者がその

病気を持っている確率を言います。たとえば、

「胸が痛いって言ってるけど、高齢男性で、高血圧と糖尿病と脂質異常（コレステロールの異常）があって、ヘビースモーカーで、家族に何人か心筋梗塞があって、胸の前が押されるように痛いって脂汗かいている」

こんな患者は、心筋梗塞の可能性は高いと考えます。例えば、50％とか、60％とか。これが事前確率です。

「胸が痛いと言ってるこの人、ティーンの女性で既往歴も家族歴もなくて、生まれてはじめて胸が痛いといってやってきた。肋骨がロコツに痛いと言っている……」

こんな患者は、心筋梗塞の可能性は極めて低いです。ほとんど0％に近いんじゃないでしょうか（なぜ胸が痛いのかは、興味ある人は考えてみてください）。

で、ここからはベイズの定理を使います。興味のない人は理解しようと思う必要はありま

せん。「そういう話があるのか」くらいで結構です。

　事後確率のオッズ＝事前確率のオッズ×尤度《ゆうど》

尤度とは、もっともらしさを表す数値のことです。尤度は、感度と特異度から計算できます。例えば、陽性尤度比は、「感度÷（1－特異度）」、陰性尤度比は「（1－感度）÷特異度」で計算します。

が、計算式はどうでもよろしい。要するに感度と特異度から尤度を計算する、という点だけ知っといてください。つまり、

「事前確率と、検査の感度と特異度と（そこから計算される尤度）、そして検査結果があれば、事後確率（病気を持っている可能性）は分かる」

ということです。これでも大抵の人は意味がちんぷんかんぷん、分からないと思いますが、

「事前確率は診断（事後確率の計算）に大事で、感度と特異度だけでは診断できない」

というのがキモです。さらに言えば、

「検査だけでなく、患者が大事」

ということです。患者の属性を無視して、検査だけ議論しても、ナンセンスな議論にしかならないのです。

流行のない土地でルーチンの検査での「陽性」の意味は？

前掲の『ＮＥＪＭ』の論文では、ＰＣＲの感度を70％、特異度を95％として議論していました。検査に対する信頼の高い人にとってはこの数字はご不満でしょうから、もう少し上乗せして、感度90％、特異度99・9％で考えてみましょう。

目の前に、「ＣＯＶＩＤ−19かな」という方がいます。事前確率は10％です。ＰＣＲをしました。陽性でした。このときの事後確率はどのくらいでしょうか。

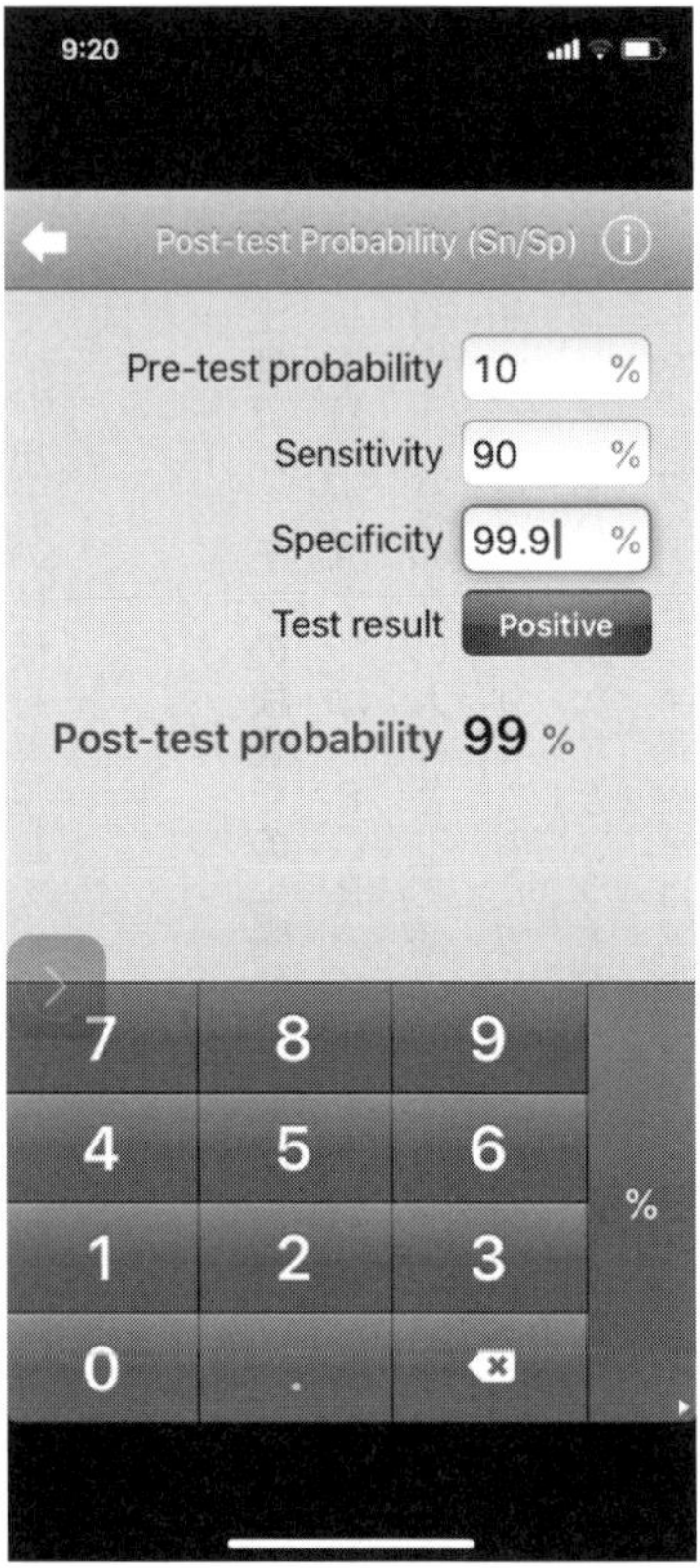

資料8

上述の「オッズ」で計算するのはめんどくさいので、手元のスマホに計算させました。すると事後確率は99%となります。ほぼCOVID-19確定ですね。iPhoneのMedCalcというぼくが普段使っているアプリで示せば、**資料8**のような感じです。

次に、かーなりCOVID-19らしい患者がいます。事前確率60%としましょう。検査は陰性でした。同じように計算すると、あら不思議。事後確率は13・1%となります（**資料9**）。

つまり、コロナ感染が本当にある可能性は1割ちょっとということです。1割以上の確率でコロナ感染があるとすれば、ちょっとこの時点で隔離解除は危険ですね。この方は「コロナ感染がない」とは断言できません（もし入院を継続するならば、の話ですが）。隔離を継続したほうがよさそうです。

さて、神戸市では長くコロナ感染が見つかっていませんでした（6月末時点）。この1カ

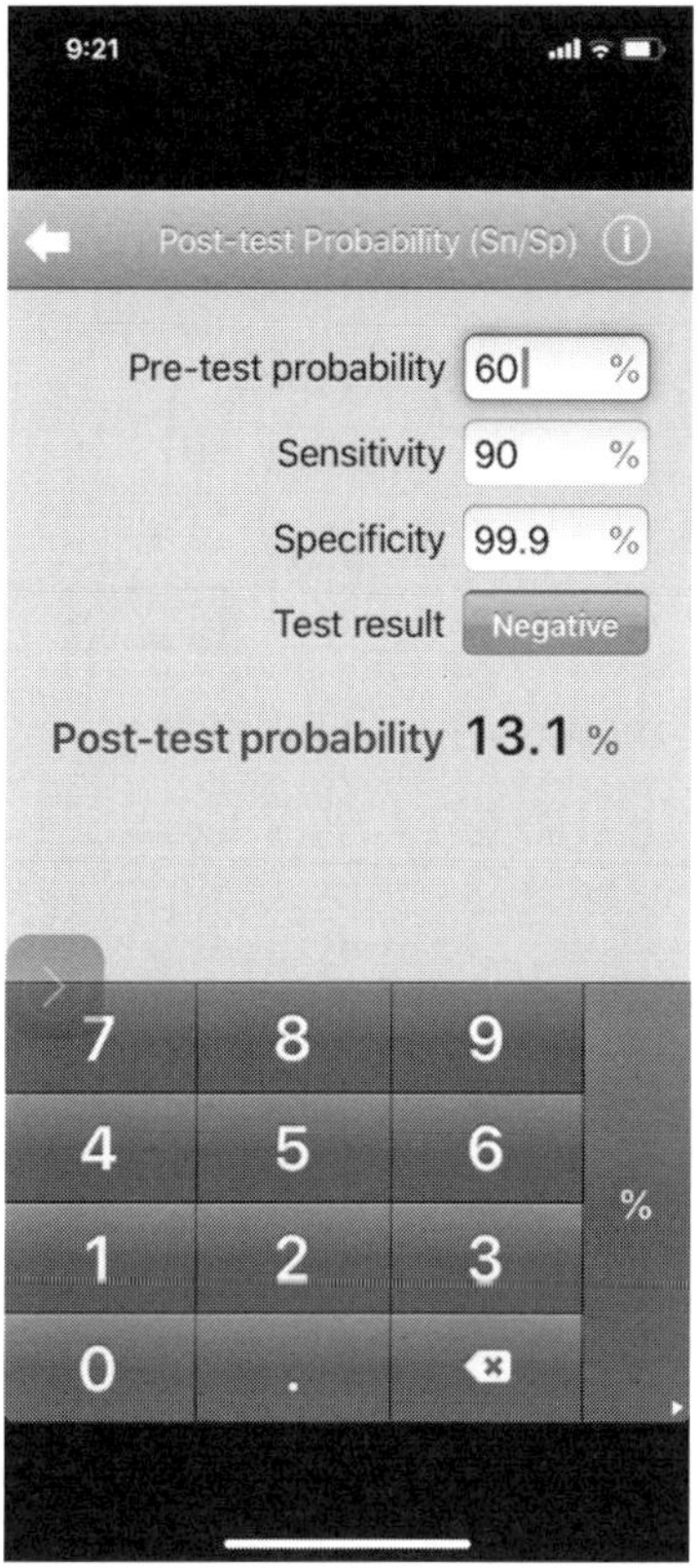

資料9

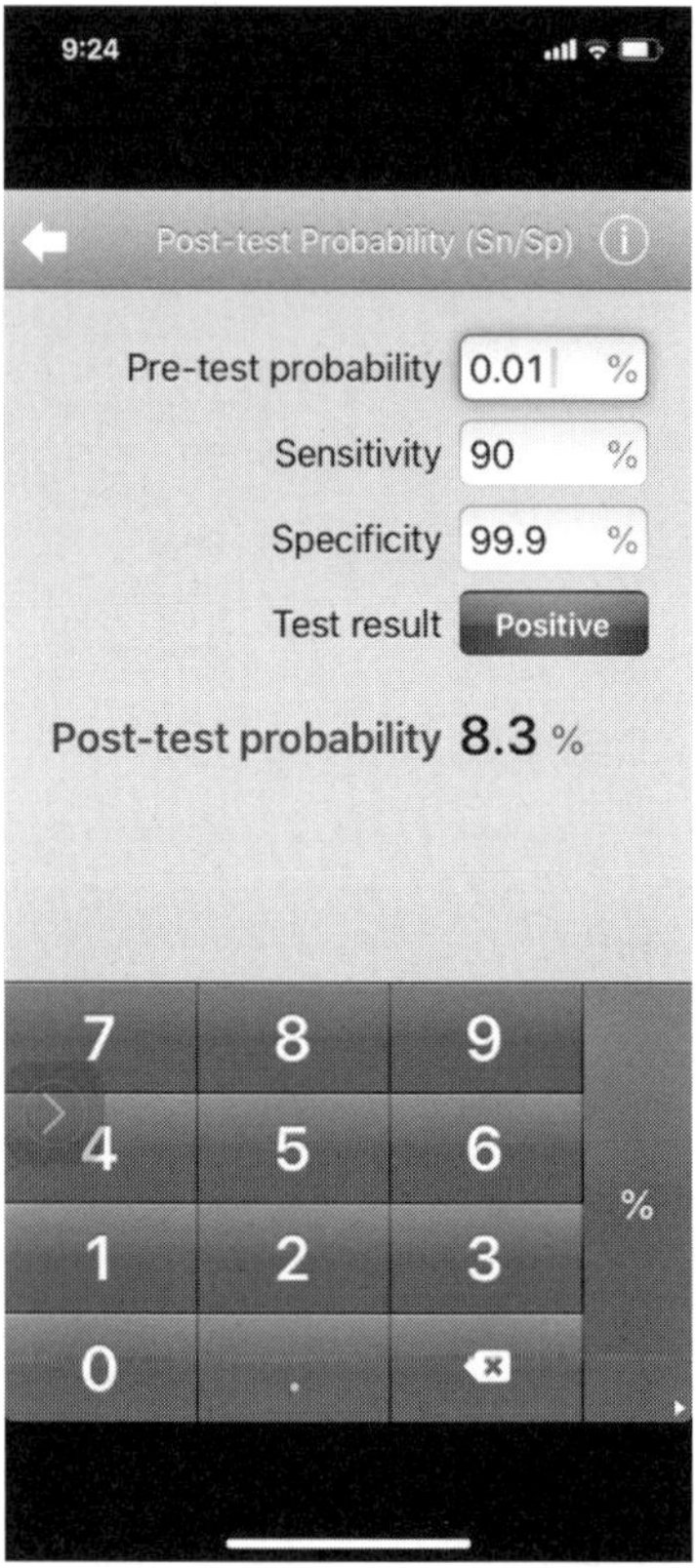

資料10

月でほんの数名だけ、感染者が見つかっています（＊7）。では、神戸市に「今」コロナの感染者は何人いるでしょうか。

真実は分かりません。もしかしたら見つかった感染者の10倍くらい、10人かもしれません。あるいはそれ以上かも。ここではかなり厳しめに見積もり、150人くらいの感染者が隠れていると考えてみましょう。

神戸市の人口は150万人ですから、他の情報が追加されなければ、神戸市に住んでいる

「だけ」では感染可能性は１万分の１になります。０・０１％ですね。

もし、他に何の情報もない方が、別の理由で病院に入院したとしましょう。手術が必要だとか、妊婦で分娩が必要だとか。

その方が「ルーチンで」ＰＣＲをやった場合の事前確率は、この神戸市の（かなり過大に見積もった）有病率、すなわち０・０１％になります。

ＰＣＲの検査をわりと過大評価し、かつ神戸市の有病率も大きめに見積もったルーチンのＰＣＲが陽性になりました。その時の事後確率は、「８・３％」です（**資料10**）。なんと、９割以上の方は「偽陽性」になっちゃうんです。

はいー、分かりましたね。「現段階で」、事前確率が非常に少ないという前提で、入院患者全員にＰＣＲとかやっちゃうと、陽性検査結果も、実はほとんど偽陽性になっちゃうんですよー。そのたびに、患者は隔離するわ、ＰＰＥで対応するわ、患者や家族に長々と説明するわ、再検査は必要になるわ、病院長から看護部長から当該診療科の部長に至るまで大パニックに陥るわ、まあ大混乱です。

検査をするか、しないかの判断——入院患者には全員ＰＣＲを、の有害さ

というわけで、検査をする、しないの判断は、

状況判断

が大事です。検査の属性だけでなく、検査の周辺……感染が流行しているか、目の前の患者さんは感染を持っていそうか。そういう周辺状況の判断が極めて大事なのです。臨床顕微鏡的「虫の目」で検査のことばかり勉強していても、正しい検査はできません。臨床的な「鳥の目」、俯瞰《ふかん》する目も同時に持たねばならないのです。

すでにお示ししたように、感染をまったく疑っていないのに、「念のため」とかいって検査していると、いくら検査精度（感度、特異度）が良くても間違える可能性は増していきます。同じ感度／特異度の検査であっても、対象者の属性が変わると検査の意味、意義は変わってくるのです。

感染の流行が起きていない現時点（２０２０年６月末時点）の日本のほとんどの地域で（一部地域を除く）、ルーチンの念のためのＰＣＲは無意味で、かつ有害ですらあります。

「入院患者全員のＰＣＲ」は、検査室の技師さんにとっても大きな負担になります。さらに、主治医も担当看護師も、検査結果が出るまではその方が「感染者かもしれない」ということで、防護具を着たり、個室で管理したりしなければなりません。予定手術ならば、外来で検体を出して、検査結果が出てから入院、でもいいですが、緊急入院の場合にはそうもいきません。オペレーションは非常に困難なものになります。

検査をする、というのは簡単なものではありません。その決定は、現場のいろいろなところのオペレーションに影響を与えていきます。偉い人にはそれが分からんのですよ。足なんて飾りです（『ガンダム』知らない人はすみません）。

同様の理由で、「退院の基準」にＰＣＲを行うのはナンセンスです。ＰＣＲの遺伝子は死んでいる遺伝子かもしれず、感染性の根拠としては弱いし、逆に、陰性でも感染がなくなった根拠にはならないからです（感度が低いから）。

６月になって、厚生労働省はようやく、退院基準のＰＣＲを必須にしなくなりました（＊８）。これまでは、長い間、非科学的な退院基準のために多くの患者さんが長期入院を強いられ、退院ができませんでした（元気になってるのに……）。診療現場のあり方を役所が規定するとみんなが迷惑をする、という一例です。

コロナの感染性——無症候の場合

ときに、手続きとか行政は置いておいて、科学的な議論として、「コロナって何日間感染性あるの?」という問いは、簡単なようで、実に、非常に難しい問題です。

まず、無症候感染者がどのくらい感染力があるかは現段階で不明です。無症候からの感染はあるだろうことを示唆するアネクドータルな報告はあります。が、どのくらい頻繁に起きているかは分かりません。

ちょっと議論の混乱があるので、ここで整理しておきます。「無症候」の患者さんには、

　これから症状が出るんだけど、今は無症候

の患者さんと、

感染してから結局、全然症状が出なかった

という人がいます。どちらも相当数いることが、ダイヤモンド・プリンセス号のデータで分かっています。ただ、症状がない段階では、どっちに転ぶかは分からないということです。

それで、

これから症状が出るんだけど、今は無症状の人の、発症直前の状態を「presymptomatic」と言います。症状がない状態を「asymptomatic」といいます。

ウイルス量が多いことから、「presymptomatic」（＝発症直前状態）では他者への感染性が高いことが知られています。

で、それより前の段階とか、結局、症状が全然出ませんでした、という感染者の、他者への感染性はあまりよく分かっていません。ただ、症状のある人に比べると、感染性は少ないことが示唆されています。そもそも、感染性は、喉などのウイルスの量だけが決め手になるのではありません。感染症は感染経路がなければならず、その多くは、①飛沫として飛んでいった場合、②さらに飛んだ飛沫がどこかにくっついて、二次的な接触感染（手で触る）が起こる場合、この２つがメインの感染経路です。

喉にたくさんウイルスがいても、それが口などから飛び出さなければ感染は起きません。よって、「マスクをする」ことの効果が期待できるわけです。あるいは、人前ではしゃべらないなども効果があるかもしれません。

いずれにしても、発症前の無症候者も、症状の出ないままの無症候者も、どのくらい感染リスクがあるかは、謎のままなのです（＊9）。

で、更に謎は深まります。

最後まで無症候なままの人は、感染性が仮にあるとして、その感染性はいつなくなるのか。これも、正確なところはよく分かっていません。が、14日くらい経てば、ほとんどないんじゃないの？　という経験則はあります。厚労省の新しい基準だと、10日経てば退院してよいそうです（無症状なのになぜ入院しなければならないのか、という素朴な疑問はありますが）。

台湾のデータによると、数は少ないですが、結局無症候なままの人は、他人に感染させていなかった、というデータもあります。この問題、解決は難しい（＊10）。

症状のある人はいつ感染性を失うか

症状のある人はどうか。僅かな患者ですが、9日まではウイルス培養は陽性だが、その後は陰性化する（ＰＣＲ陽性なのに）という報告があります（＊11）。これをもって、「10日以上経てばＣＯＶＩＤ−19の感染性はなくなる、たとえＰＣＲ陽性でも」という議論が起きました。ぼくも実はそう考えていました。

しかし、これは感度の高い細菌培養からのアナロジーで、実は間違った考え方だと、あるウイルス学者から指摘されています。というのは、ウイルス培養は——通常の臨床感染症屋は自分でウイルス培養などはしないのですが——細菌と違って感度が低く、培養陰性でもウイルスの消滅の根拠にならないのだそうです。おやおや、困りましたね。

それにしても、臨床屋が半ちくな知識や既存の知識のアナロジーで、間違った基礎医学データの解釈をするのは危険ですね。ちゃんと基礎医学の専門家、ウイルス学者などに相談することが大事です。もちろん、逆もまた真なりで、基礎医学目線で臨床データを解釈するとしばしば間違いのもとなので、お互い様なのですが。

なんでもそうですが、非存在証明は困難です。培養陰性でも、ＰＣＲ陽性でも、存在、非存在の決着をつけられないのです。他者への感染性（感染経路という概念を加味した）はなおさら難しいです。あー、ややこしい。だから、**非感染証明書なんて絶対に書かせないでくださいー**。

いずれにしても、現在の厚労省の基準ですと、発症から10日経過し、かつ症状が改善して72時間経った場合は、ＰＣＲ検査の有無にかかわらず、退院してよい（他人に感染させなさそう）となっています。これは「形式」であり、「真実」かはどうかは分かりません。でも、まあまあいい線をいっているのではないでしょうか。おそらく、例外的な患者も今後は出てくるとは思いますが。

最近（本稿の校正時点の８月末）のレビューでは、ＰＣＲ検査の陽性、陰性にかかわらず、軽症中等症例では発症後10日間、重症例では15日間、という判断をされています。記載されている最大のウイルス検出時期は、発症後20日でした。概ね、現場の感覚と一致した見方だと思いますし、ほとんどの患者さんで適用できる数字だと思います（＊12）。

というわけで、ＰＣＲの説明はここまでです。ＰＣＲは、「やる」か「やらないか」という単純な議論では雑すぎます。

「何のために」とか、「どういう患者に」とか、「どういう状況下で」やるか、という条件（事前確率）が大事になります。

実は、ＰＣＲのみならず、すべての検査がそうなんですけどね……。

抗原検査

抗原検査については、厚労省にぼくが送ったメールがほとんどその要諦を示しています。以前もブログにアップしましたが、ここに再掲します。

厚労省は５月に抗原検査使用のガイドラインを出していましたが、６月にこれを改定し、発症後２～９日後に抗原検査陰性ならばＰＣＲなしで診断除外してよい（新型コロナ感染はない、と判断してよい）、と述べました（＊13）。

これに反対するのが以下のイワタの意見です。

意見書

この度のＳＡＲＳ－ＣｏＶ－２抗原検査活用に関するガイドラインの改定は問題です。以下、その根拠を述べます。

ガイドラインのアルゴリズムによると、症状発症後２日目以降から９日以内の者の場合、検査が陰性であれば追加の検査を必須とはしない、とあります。

「必須とはしない」は微妙な表現です。必要ない、という解釈もできますし、「場合によっては必要なこともある」という解釈もされるでしょう。このような曖昧《あいまい》な文章だと診療現場でこのアルゴリズムは恣意的《しいてき》に用いることが可能です。現に、これを根拠に「厚労省が抗原検査陰性ならＰＣＲは必要ないと言っているから、ＥＲでどんどん使おう」という議論も起きています。

しかしながら、その根拠となる川崎市健康安全研究所の研究によると、「発症２日目から10日以内の症例ではおおむね８割以上の検体でＲＮＡコピー数が１６００以上、９割以上の検体で４００コピー以上であった」とありました。しかし、10検体であった３日目の４００コピー以上の割合が90・９％と判然としない数字になっているのに加え、結局４００コピー以下のケースも１割近く存在しています。

さらに、大森病院のデータでは９日までのＰＣＲとの一致率は７／８＝87・５％、感度としては９割を切るもので、これは臨床医学で「除外」に用いる感度としてはとても低いものです（加えて検体数が少なすぎます）。国立国際医療研究センターのデータだと更にひどく、発症から10日以内においては陽性一致率は高い傾向とありますが、この「傾向」

の意味が不明な上にそれは４／６に過ぎず、しかもそのうち１例は発症10日目です。「９日目まで」のデータだと３／５で、感度はわずかに60％です。感度60％の検査で疾患を除外するなど、到底考えられないことです。症例数が少なすぎるのも上記と同様です。

https://www.mhlw.go.jp/content/10906000/000640452.pdf

そもそも、基準としたＰＣＲ自体が感度が低いことは周知の事実です。感度が低い検査のさらに低い感度でもって、その陰性結果が除外の根拠となるとは、とても臨床医学上許容できることではありません。

加えて、帰国者・接触者外来は典型的な症状に合致したもののみが紹介されるため、ウイルス量が多くなるのは当然です。もっと微妙な症状で受診する者は今後も増えることでしょうから、そうしたケースではウイルス量は少なくなり、この低い感度は更に下がることでしょう。

一番懸念されるのは、軽度症状があり、かつ手術前の検査として抗原検査が用いられる場合です。入院して手術をし、その後、実はＣＯＶＩＤ－19でしたということになれば、院内感染が発生しかねません。検査偽陰性を誤解釈しての院内感染はすでに日本で発生しています（小田原市立病院 https://www.asahi.com/articles/ASN6134VXN5WULBJ00G.html）。院内感染は多数の感染者を生むだけでなく、濃厚接触者の職務停止、医療機能の低下、周辺医療機関へのしわ寄せを生みます。医療崩壊の最大のリスクが院内感染です。

抗原検査は消費期限が短いため、ＰＣＲと抱き合わせをルール化すると使用しづらく、結局使用されずに破棄される、あるいは医療機関で採用されない可能性があるでしょう。メーカーに忖度《そんたく》すれば消費されやすく、使い勝手のよい仕組みにしたいでしょうし、事前確率が十分に低ければ、抗原検査陰性を持って疾患を除外してよいケースもあるとは思います。が、あのような誤解釈を生む表現と間違ったデータの解釈でアルゴリズムを書いた場合、現場での弊害のほうがずっと大きいであろうことをここに指摘します。

よって、

・必須とはしない、という誤解させやすい表現を改める。
・感度の低い検査で疾患を除外する、という臨床医学上の非常識を改める。
という二点においてガイドラインの修正を要求します。

なお、一般にガイドラインは著者名を明記し、著者の利益相反を明示し、作成方法や作成プロセスを明示し、推奨レベルやエビデンスレベルも明記するのが通例です。また、厚労省が出してしまうとそれは推奨なのか、命令なのか、現場は混乱し、無用な忖度が生じますので、どのくらいの強制力がこのガイドラインに存在するのかも明示するのが筋です。そもそも、一般論としてガイドラインと添付文書を紐付けするのは好ましい態度ではありません。

以上、ご意見申し上げます。

岩田健太郎　神戸大学医学研究科感染治療学分野

ＰＣＲは感度が低く、ＣＯＶＩＤ‐19の除外にはあまり向いていません。抗原検査はさらに感度が低く、ものすごく除外には向いていません。

除外に向いていない検査を根拠に疾患を除外してよい、というのは、臨床医学の考え方の基礎が理解されていない証拠です。

抗原検査の利点は、結果が出るのが早いことです。しかし、現在では感染者が非常に少ないですから、検査は陰性になる可能性は高いです。が、抗原検査の陰性結果は「当てにならない」ので、結局ＰＣＲをやろう、という話になります。医療現場や検査室では二度手間になり、むしろ面倒が増えるのではないか、というのがぼくの予想です。ここでも、状況を考えずに検査の属性だけでプランニングすると失敗するのです。失敗の構造。日本で失敗が起きるときはたいてい、実験室内のデータだけを見て、臨床状況を考慮に入れないことから来る構造的失敗なのです。事件は検査室で起きてるんじゃないんだ！

逆に、抗原検査は陽性であれば、確定診断の一助となりますから、感染者数が十分に増えている状況下ではその簡便さから威力を発揮するでしょう。ただし、最近、現場では抗原検査の偽陽性も散見されるようになりました。おそらくは風邪のコロナウイルスなどとの交差反応なのかもしれません。検査の解釈は常に難しい。

さらに、最近では「定量抗原検査」というものも実用化されています（＊14）。より正確性が高い抗原検査です、という触れ込みですが、ＰＭＤＡ（独立行政法人 医薬品医療機器総合機構）に提出されたデータを見る限り、やはり偽陽性、偽陰性のリスクはあり、どこまで活用できるかについてはもっとたくさんの研究データが必要だとぼくは思います。

抗生物質の使い方を教えるときにも同じことを言いますが、検査は、

ポジショニング

つまり、居場所が大事で、それは他の検査との相対的な使い分けの戦略に依存するのです。

ただ検査単独の属性を、それぞれ個別に吟味しても、検査は使えるようにはなりません。抗生物質単体の属性を勉強しても、その抗生物質が使えるようにはならないのと同じです。

抗生物質の話は本書では詳述しませんが、例えばＡという抗生物質のメーカー主催の説明会を聞いて勉強しても、Ａという抗生物質は使えるようにはなりません。ＢとかＣとかＤといった他のすべての抗生物質とどう違うのか、という相対比較、相対評価ができて、初めて「Ａを選ぶ」という選択肢が導かれるのです。ライプニッツが『モナドロジー』で言ったのと同じですね。

抗体検査の意味

次に、抗体検査です。抗体検査は、臨床現場での患者のケアには役に立ちません。むしろ、疫学情報として公衆衛生的な意味があります。ポイントは、抗体検査では、

過去の感染者の累計

を吟味しているので、

現在の感染者を吟味しているわけではないことです。ここは要注意です。

では、なぜ日本で抗体検査の意味が出てくるかと言うと、すでに指摘したように、日本ではＰＣＲ検査を抑えに抑えていたために、実際の感染者数がよく分からない状況が続いたためです。特に3月下旬、４月上旬の段階では、ＰＣＲ検査で見つかる患者よりもずっと多くの感染者がいるであろうことは予見されていましたが、それがどのくらいなのかは全く見当がついていませんでした。

その頃神戸で行われた抗体検査では、１０００検体中33例で陽性結果が出ました（＊15）。ただし、当時入手可能だった抗体検査キットは、有病率に関する感度／特異度のデータが十分にありませんでした。いや、世界中の抗体検査のどれも、データは不十分だったのです。

これは６月の『ＮＥＪＭ』の「Perspective」でも指摘されているとおりです（＊16）。

ときに、このときの神戸の検査キットの感度／特異度は、現在ではそれぞれ98％、98％くらいであったであろうことが示唆されます。ただし、なぜそう示唆されるかの根拠は今はお示しできません。

その場合の陽性率の真の95％信頼区間は、例えばClopper-Pearsonの方法などで検定できます。すると、もとのデータの95％信頼区間は２・３％〜４・６％と計算されるのですが、感度／特異度で調整すると、０・３％〜２・６％と低めに見積もられます（＊17）。

多くの日本の抗体検査は陽性率が１％未満というデータが出ています。これをさしあたり、額面通り受け取っても、ＰＣＲで見つかった感染者よりはずっと多い感染者がいたであろうことが示唆されます。当時、神戸市ではＰＣＲで69人の患者が累計で見つかっていました。つまり、ＰＣＲでは神戸市民の０・００４６％が感染しているとの評価だったわけで、抗体検査で低く見積もった０・３％よりもずっと低かったのです。

抗体検査は目の前の患者の感染症の有無を評価するのではなく、集団の過去の感染症を評価します。よって、正確な数字を細かく見積もることは必要なく、「ざっくり」のことが分かればいいのです。ＰＣＲよりもずっと多かった、くらいのことが分かれば十分です。

抗体検査の弱点

最近のAbbott（アボット社）とかRoche（ロシュ社）の抗体検査は、感度、特異度ともに信頼できると考えられていましたが、最新の英国の評価では、実はもう少し低いのではとも考えられています。これはよくある話で、最初は感度／特異度はとても良いと思われたのだけれど、いろいろな患者で試してみたら（リアルワールド）、そうでもなかったということで、しばしば観察します。

Rocheの場合は感染後14日で感度84％程度、Abbottは93・9％でした。特異度はそれぞれ100％と99・6％でした（＊18）。

実は、抗体検査には２つの大きな弱点があります。

一つは、どんなに感度／特異度が良くても、感染者数が非常に少ない場合、偽陽性のリスクが非常に大きく出てしまうこと。神戸の抗体検査でも、特異度を98％と非常に高い場合と想定しても、ほとんどの陽性結果は「偽陽性」となってしまいます。もっとも、個々の患者のマネジメントにおいては、これは大きな問題ではありますが、前記のような補正をすれば

「ざっくり」の見積もりは可能なのですが。

２つめはもっと大きな問題です。実は抗体は、数カ月経つと陰性化してしまうことが多いのです（＊19）。この現象は、前述のAbbottの抗体でも観察されていました。

これはかなりの大問題です。過去の累積患者数を抗体検査で見積もる、というのはあくまでも「一度上がった抗体がずっと陽性であり続ける」という前提に基づいています。しかし、抗体が時間とともに下がってしまうと、我々は累積患者数を低く見積もってしまうことになってしまいます。

というわけで、**抗体検査はいろいろな意味で「ざっくり」です**。ただし、ＰＣＲ検査の不備を補うには――とくに日本のように検査を抑えに抑えた国では――真実に近づくための一つの大事なアプローチとは言えます。

ただし、真実にはたどり着けない。もしかしたら永遠にたどり着けないかもしれないのです。抗体検査、悩ましいですね。

ちなみに、抗体産生と免疫能は同義ではありません。だから、抗体産生をもって、コロナから守られる、と思ってはいけません。そもそも、時間が経つと消えちゃうかもしれないし。

というわけで、集団免疫の評価についても抗体検査の評価は難しいです。集団免疫戦略そのものが、あまり現実的とは言えない戦略の可能性も高いのですが。

検査について、の補足——大事なのは状況判断

ここまでは、検査についてかなり本質的な話をしました。臨床医学、臨床感染症学においては、検査の属性——感度や特異度など——だけを議論しても検査の是非は論じられません。

大事なのは、

状況判断

です。周辺の状況を無視して、検査をするとかしないとか議論しても、その議論は空回りするだけで意味をなしません。

そして、感染者が非常に少ないコミュニティにおいて、ルーチンの検査を行うと、検査は間違える可能性が高くなります。これはすべての検査に共通する一般的な特徴で、ＰＣＲだろうが抗原検査だろうが、抗体検査だろうが、関係ありません。**事前確率が極端に低くなると、検査は役に立たないのです。**

このことは、非常に優秀な検査であるＨＩＶのＥＬＩＳＡ《イライザ》検査で我々が長く経験してきたところです。

ＨＩＶの検査は、感度も特異度も非常に高いスグレモノの検査ですが、これをルーチンで手術の前に何も考えずにやっていると、陽性結果はほとんど「ガセ」になります。

「先生、術前ＨＩＶ検査やったら、陽性になっちゃったんです。こちらではＨＩＶは診られませんから、すぐにそちらに転院します。すぐ診てください、すぐ」という相談は定期的に受けますが、実際にＨＩＶ感染があったためしはほとんどなく、我々は、「ＨＩＶ感染があるかもって言われてびっくりして来たんですが……」と不安でいっぱいの患者さんや家族に、長々と「そんなことはありませんよ」という説明をしなければなりません。

というわけで、有病率が低く、流行の起きていないコミュニティでのルーチン検査は間違いを生みやすい、ということはご了解いただけましたでしょうか。

しかし、と疑問に思う人もいるでしょう。

では、そういう流行が起きていないコミュニティで、新たな感染症の流行が発生したときは、我々はそれをどうやって察知したらよいのか。新型コロナ感染者は多くは無症状だともいう。察知できなければ、やはり第二波（次の波）が来てしまうのではないか。

そのとおり。第二波（次の波）の予兆（harbinger）を察知しなければ、またしても大きな「波」になってしまいかねませんから、「流行が起きていない」から「起き始めた」のタイミングでいかに感染者やその周辺のクラスターを察知するかが大事になります。

すでにドイツではロックダウンを解除したのですが、ノルトライン・ウェストファーレン州で再度の集団感染が起き、もう一度ロックダウンを行わねばなりませんでした（6月下旬の執筆時点）（＊20）。

経済活動の再開や、黒人差別に反対するデモもあり、アメリカでもテキサスやフロリダなどで再度のＣＯＶＩＤ－19が起きています。

というわけで、油断するとＣＯＶＩＤ－19はすぐに流行が起きてしまいます。

CTを撮ればよいのか？

ＰＣＲは感度が低いから、ＣＴを撮ればいいじゃない？　という意見もあります。

しかし、ＣＴは感度はそこそこ高いのですが、特異度がとても低いのが問題です。

特異度が低くても、感度が高ければ、スクリーニングには十分だろ？　とちょっと勉強した人は考えるのですが、実はそうではありません。

感度と特異度は相互に影響しており、他方を無視してはいけないのです。

Kimらのメタ分析では、ＣＴの感度は94％、特異度は37％とされています（＊21）。

感度いいじゃん。こう思うわけです。

しかし、ちゃんと反論が来ています。特異度が低すぎて、問題だというのです（＊22）。

実験してみましょう。

目の前にとてもＣＯＶＩＤ-19っぽい患者がいます。事前確率70％、バリバリです。ＣＴを撮ってみましょう。感度94％、特異度37％です。ＣＴ陰性でした。事後確率はいくつでしょう。

事後確率は27・5％（**資料11**）。なんと3割近く、まだＣＯＶＩＤ-19の可能性があるのです。これじゃ、とても安心して「除外」はできませんね。

そう、思い出してください。事後確率は、事前確率と尤度《ゆうど》から計算されるのでした。そして尤度は感度と特異度からできています。「除外」には感度が大事、とは医学生のときによく教えられることですが、じゃあ、特異度は関係ないかというと、そんなことはなく、ちゃんと事後確率の計算に組み込まれているのです。だから、特異度がめっちゃ低い検査の場合は、感度が高くてもスクリーニングには使えません。

というわけで、ＣＴやりまくれば、ＰＣＲの感度問題は克服できる……わけではありません。そもそも、ＣＴはレントゲン撮影の進化版みたいなもので、放射線曝露が問題になりますから、例えば入院患者さん全員にやる、などというのはとても乱暴です。もちろん、妊婦さんなどにはやりづらいですよね。

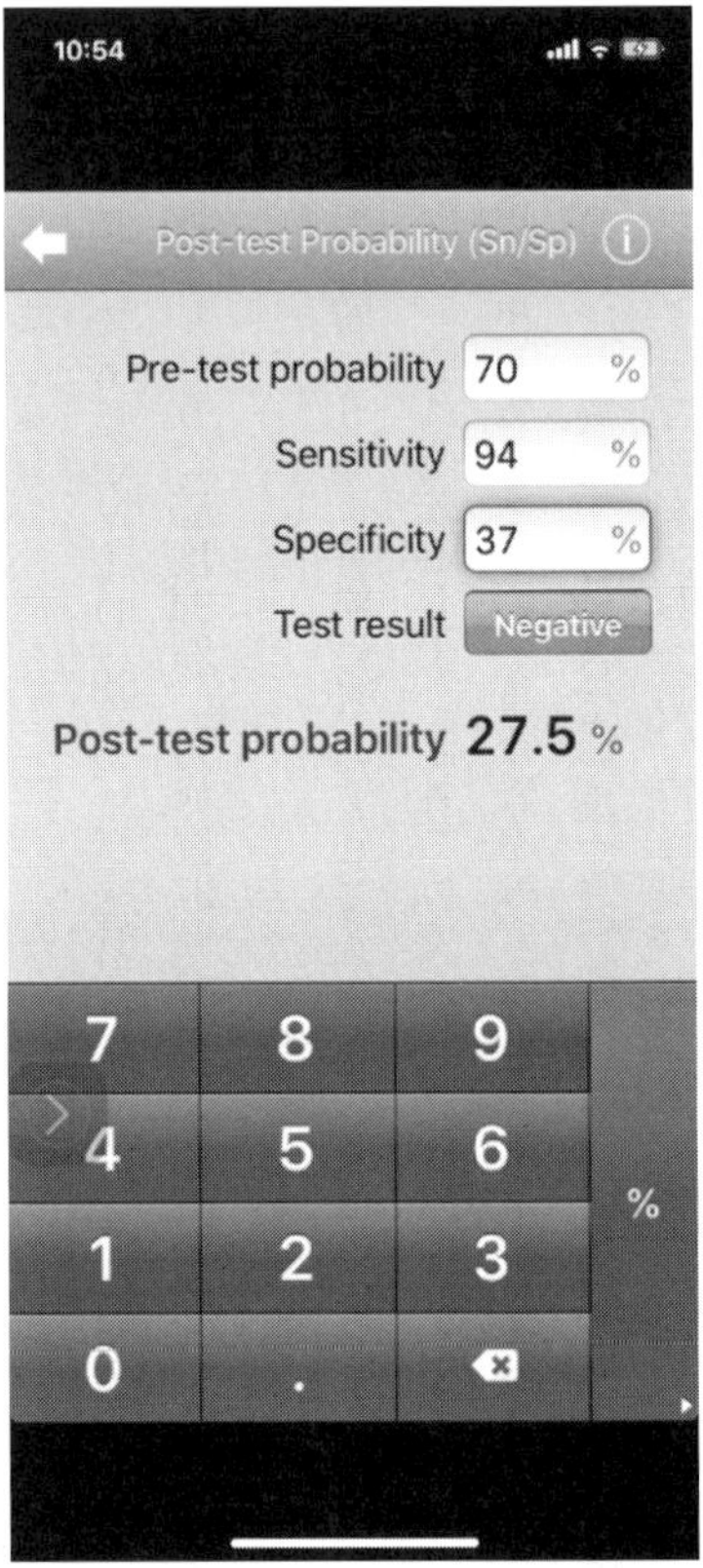

資料11

ＰＣＲよりもＣＴよりも大事な「患者のコトバ」

で、こういうときこそ「病歴」なのです。

いくら無症候性の患者がいるかもしれないといっても、クラスター内には必ず症状のある人がいます。ＣＯＶＩＤ‐19の臨床症状は微妙ですが、その微妙である、という事実そのものが、我々にいろいろなヒントを教えてくれます。

最近では、味覚障害や嗅覚障害もコロナ感染のヒントだと分かってきました。急性発症の味覚障害、嗅覚障害で、他に鑑別診断がない場合は積極的に新型コロナを疑うべきでしょう。

そんなわけで、「急性発症の呼吸器感染症症状」がある場合は、現在積極的にＰＣＲを行っています。ぼくは厚労省の言うように抗原検査はしていません。軽症患者であれば急ぐ必要はないですし、感度の低い検査が感度の（比較的）高い検査には優先されないからです。

ＰＰＥを着て個室で検体を採取します。幸い、今のところぼくの外来では全例ＰＣＲ陰性です（２０２０年６月末時点）。事前確率はそんなに高くはないので、陰性所見をもって「ＯＫ」にして、自宅で症状が良くなるまで休んでもらっています。

ＣＴは、隔離や感染防御が難しく、放射線技師さんにもご迷惑なので極力行っていません。

ＣＴに影があっても、他の疾患の可能性も高いですし。

ＰＣＲ検査を行う検査技師さん、ＣＴを行う放射線技師さんの労力が、その労力に見合った結果を出しているかはとても重要です。そういうところに配慮が行き届かず、検査の基本も理解しないままに、「とにかく検査バンバンやれー」となっている医者、病院長、病院管理者はとても多い。猛省すべきです。

ＣＯＶＩＤ‐19でも、軽症でリスクが低ければ、自然治癒するので入院は必須ではありません。リスクが低い若い方なら、まずは入院させず、できるだけ自宅で療養してもらっています。時々「呼吸が苦しい」などと症状の増悪を訴える方がいるので、その場合には急いで入院していただきます。

この「急いで入院していただく」ためにも、キャパシティーの確保は重要です。

よく「ＣＯＶＩＤ‐19は軽症でも重症化するかもしれないから、全例入院」と主張する人がいますが、これは臨床医学とロジスティックスの理解が不十分な意見です。

軽症者を全員入院させると、病棟もすぐにいっぱいになりますし、連絡を取る保健所職員も、患者を搬送する救急隊も忙殺されます。忙殺されると、いざ症状が増悪した患者をタイムリーに搬送できなくなるのです。

「急に重症化することもある」からこそ、連絡や救急搬送、入院ベッドのキャパを確保しておくのが、正しいキャパシティーの有効活用の方法です。

もちろん、重症化リスクが高い高齢者や免疫抑制者、連絡の難しい独居の方などは、その限りではありませんが（ケース・バイ・ケースの臨機応変な判断もとても大事です）。

現在の日本であれば、無症状の方の事前確率はとても低いです。しかし、症状が出て事前確率がちょっとでも高まれば……そう、１％くらいＣＯＶＩＤ－19の可能性があれば、ＰＣＲをやる十分なインセンティブになります。確定例が見つかれば、そこから濃厚接触者を追跡し、場合によってはＰＣＲをしてクラスターの探知、そして抑え込みをもくろみます。

すでに述べたように大量の患者が出たまま、ぼおっとしていると、この感染症は制御不能にまで広がってしまいます。感染者が少ないときでも小流行を見逃さないように、アンテナを鋭く張っておく必要があります。

そのために、丁寧に患者の話を聞くのです。喉の調子、誰かとの接触、三密の発生。ＰＣＲよりもＣＴよりも、患者のコトバが大事です。

丁寧な病歴の聴取は、感染症診療の基本

ぼくは研修医になったばかりの１９９７年、沖縄県立中部病院で感染症科の喜舎場《きしゃば》朝和《ともかず》先生に感染症診療の基本を叩き込まれました。その中でも特に重要視されたのが、丁寧かつ詳細な病歴聴取です。

当時の沖縄の高齢者から、詳細な家族構成を聞くのは一苦労でした。みんな、兄弟姉妹が多い。９人兄弟の８番目とかは、ざら。そして、そうやって病歴を尋ねるたびに、沖縄でいかに戦死者が多く、あるいは八重山などでのマラリアの死亡者が多かったかという歴史も学んだのでした。

「目の前の患者さんの肺炎とか尿路感染は、検査して抗生物質出せばいいじゃん。なんで『２番めのお姉さんは戦死しました』みたいな話を延々と聞かなきゃいけないの？」

生意気で無知だったぼくはその頃、そんなふうに思っていました。

しかしあれは、丁寧に病歴を聴取し、患者をよりよく理解するための基礎訓練だったのです。検査して、抗生物質を出せば感染症が治せる、というほど臨床感染症の世界は甘くはないことを思い知るのは、それから数年後のことです。

臨床感染症学において、微生物の知識や検査学のノウハウ、抗生物質の薬理作用などは大事な知識です。**しかし、それよりも遥かに重要なのは、患者を理解する能力と、そのための病歴聴取です。これが「事前確率」を作るのです。**

新型コロナウイルス感染対策をとればとるほど、「基本」の重要性が改めて理解されます。そして、基本をないがしろにして、薄っぺらな感染症の知識を「にわか」で丸暗記しても、質の高い感染症診療や感染症対策はできはしないのだ、と改めて思い知らされています。

繰り返しますが、状況判断＝「適切な事前確率の設定」があってこそ、ＰＣＲのような検査の価値も、マスクの意味も設定できます。それを無視しては、ＰＣＲの議論もマスクの議論も無意味です。

これが臨床感染症学の基本中の基本であり、基本をほったらかして、ネットで見つけた平べったい情報をこねくり回しても、きちんとした感染症との対峙はできません。

まあ、どの領域でもそうだと思いますが、基本を無視した応用はありえないのです。

【註】

（＊１）https://www.thermofisher.com/blog/learning-at-the-bench/qpcr-basic37/

（＊２）https://www.wvdl.wisc.edu/wp-content/uploads/2013/01/WVDL.Info_.PCR_Ct_Values1.pdf

（＊３）https://www.takara-bio.co.jp/research/prt/h1-3a.htm

（＊４）Woloshin S, Patel N, Kesselheim AS. False Negative Tests for SARS-CoV-2 Infection — Challenges and Implications. The New England Journal of Medicine. 2020 Jun 5.

（＊５）「検体の抽出時に混入か　愛知ＰＣＲ検査、24人誤判定で」『朝日新聞デジタル』 https://www.asahi.com/articles/ASN4F6JK4N4FOIPE00W.html　閲覧日２０２０年６月24日

（＊６）「巨人・コロナ感染、謎の新語『微陽性』に球界も騒然」（ＪＢｐｒｅｓｓ） https://jbpress.ismedia.jp/articles/-/60783　閲覧日２０２０年６月24日

（＊７）https://www.city.kobe.lg.jp/a73576/kenko/health/infection/protection/covid_19.html

（＊８）https://www.mhlw.go.jp/content/000639691.pdf

（＊９）Schraer R. Asymptomatic transmission still an 'open question'. BBC News. 2020 Jun 9. https://www.bbc.com/news/health-52977940　閲覧日２０２０年６月24日

（＊10）Contact Tracing Assessment of COVID-19 Transmission Dynamics in Taiwan and Risk at Different Exposure Periods Before and After Symptom Onset | Global Health | JAMA Internal Medicine | JAMA Network. https://jamanetwork.com/journals/ jamainternalmedicine/

fullarticle/2765641　閲覧日２０２０年６月24日

（＊11）Kujawski SA, Wong KK, Collins JP, Epstein L, Killerby ME, Midgley CM, et al. Clinical and virologic characteristics of the first 12 patients with coronavirus disease 2019 (COVID-19) in the United States. Nature Medicine. 2020 Jun;26(6):861-8.

（＊12）Rhee C, Kanjilal S, Baker M, Klompas M. Duration of SARS-CoV-2 Infectivity: When is it Safe to Discontinue Isolation? Clin Infect Dis. https://academic.oup.com/cid/advance-article/doi/10.1093/cid/ciaa1249/5896916　閲覧日２０２０年８月31日

（＊13）https://www.mhlw.go.jp/content/000640554.pdf

（＊14）https://www.pmda.go.jp/files/000235412.pdf

（＊15）Estimation of seroprevalence of novel coronavirus disease (COVID-19) using preserved serum at an outpatient setting in Kobe, Japan: A cross-sectional study. | medRxiv. https://www.medrxiv.org/content/10.1101/2020.04.26.20079822v2　閲覧日２０２０年６月24日

（＊16）Waiting for Certainty on Covid-19 Antibody Tests — At What Cost? | NEJM. https://www.nejm.org/doi/full/10.1056/NEJMp2017739?query=RP&fbclid=IwAR3-ge35PgQzz_q-4v8dmRg7I42YOugJJwhxMz7VxtTCHGjaaSNNpGxgVp0　閲覧日２０２０年６月24日

（＊17）https://epitools.ausvet.com.au/trueprevalence

（＊18）Mahase E. Covid-19: Two antibody tests are "highly specific" but vary in sensitivity, evaluations

find. BMJ. 2020 May 21;369.　https://www.bmj.com/content/369/bmj.m2066
閲覧日２０２０年６月24日

（＊19）Convergent antibody responses to SARS-CoV-2 in convalescent individuals | Nature.
https://www.nature.com/articles/s41586-020-2456-9?fbclid=IwAR2xkMyX99OPs739M0PmlD7Wg1_5F_1w8B2-g0XoPR5SIMIP-gIrWqUfr1Q　閲覧日２０２０年６月24日

（＊20）「ドイツで再びロックダウン　西部の郡で、解除後初」『日本経済新聞　電子版』
https://www.nikkei.com/article/DGXMZO60706220T20C20A6FF8000/
閲覧日２０２０年６月25日

（＊21）Kim H, Hong H, Yoon SH. Diagnostic Performance of CT and Reverse Transcriptase-Polymerase Chain Reaction for Coronavirus Disease 2019: A Meta-Analysis. Radiology. 2020 Apr 17;201343.

（＊22）Adams HJA, Kwee TC, Kwee RM. COVID-19 and chest CT: do not put the sensitivity value in the isolation room and look beyond the numbers. Radiology. 2020 Apr 27;201709.

ファイル3　マスクについて

ここでも大事なのは状況判断

さて、マスクについても丁寧に考えておきましょう。

実はマスクについての考え方については、新しく説明すべきことはあまりありません。どうしてかというと、その考え方は、

　　検査の考え方

と全く同じだからです。すなわち、

マスクの属性

だけで、マスクを論じてはならない。マスクがどのように飛沫の放出を防ぐかとか、防がないとか、富岳（スーパーコンピュータ）のシミュレーションでどうだとか、そういう「マスクの性能」は議論の一部をなすけれども、議論の全てではないってことです。察しの良い読者はお気づきでしょう。そう、実はマスクの議論も、検査の議論同様、

状況の判断

が大事なのです。もう少し詳しく説明しますね。

マスクの効果についてはすでにメタ分析が出ています（＊1、ファイル1の＊12と同じ）。メタ分析とは、「分析の分析」のことで、複数の研究データをまとめて、これを活用してさらに巨大なデータとして活用分析する手法のことです。この研究はマスクのみならず、

「距離を取る」（いわゆるソーシャルディスタンス、この研究では「physical distancing」と称されている）や目の保護の効果も調べられています。この研究についてはすでに言及しましたが、もう少し詳しく見てみましょう。

まず、この研究では、世界的に重要なコロナウイルス感染症である、中東呼吸器症候群（MERS）、重症急性呼吸器症候群（SARS）、そして今回の新型コロナウイルス疾患（COVID-19）について調べています。COVID-19のみのデータでないことに少し注意が必要です。

まずは、ソーシャルディスタンス。この効果はかなりはっきり出ています。これはCOVID-19のみの場合もそうですし、SARS、MERSといった昔の（？）コロナウイルス感染を加味した場合もそうです。

要するに、コロナウイルス感染ではメインの感染経路は飛沫感染であり、飛沫感染対策の根幹は「距離」にあるのです。接触感染もCOVID-19には関与していますが、接触感染は距離だけでは防ぎ難いところがあります。

世界保健機関（WHO）も指摘しているように、COVID-19は飛沫感染がメイン、接

資料12　距離の増加と絶対リスクの変化

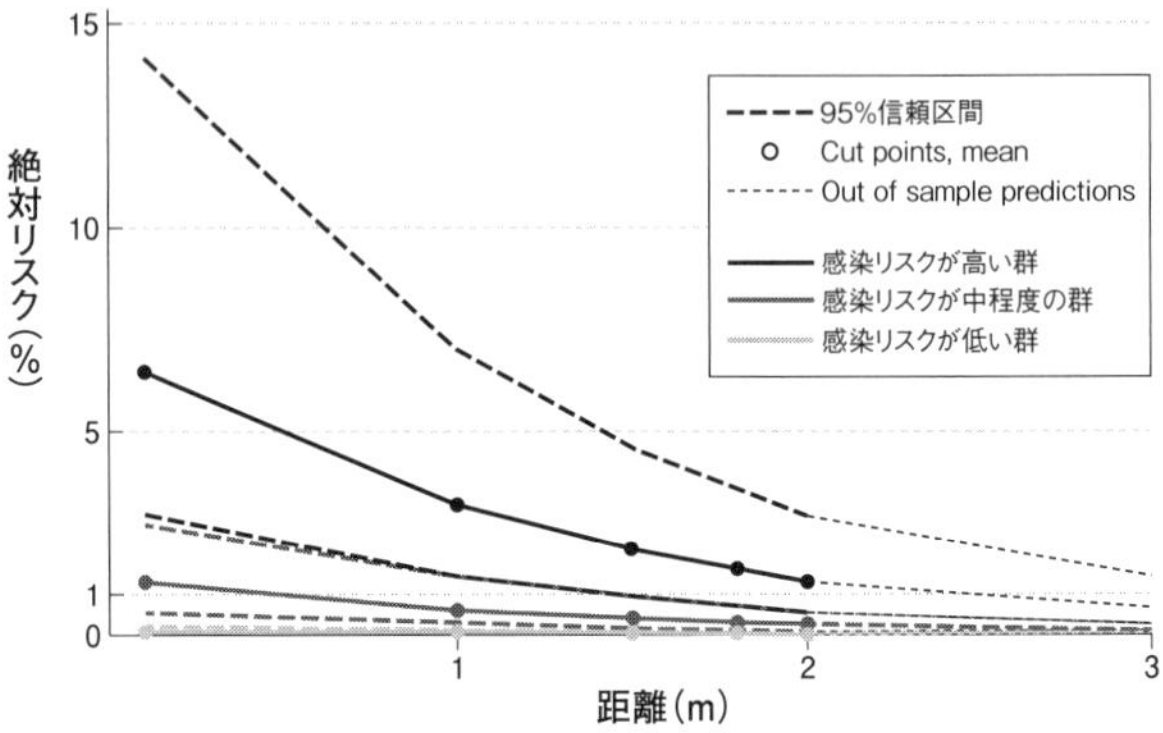

出所：『THE LANCET』（*1）
https://www.thelancet.com/journals/lancet/article/PIIS0140-6736(20)31142-9/fulltext

触感染はサブ、そしてエアロゾルなどその他の感染経路は「稀《まれ》」な感染パターンなのです。この「程度の問題」を正しく理解するのは極めて大事です。

そして、距離を１ｍ確保するだけで、リスクは半分近くに減らされます。２ｍ確保できれば、ぐっと小さくなります。２ｍ以上の距離をとっても、これ以上のリスク減少はあまり得られません。だからこそ「２ｍの確保が大事」「２ｍがだめなら、せめて１ｍ」なのです（引用論文のFigure 3 B、**資料12**）。

では、マスクはどうか。

まず、医療機関では、マスクの効果ははっきりしています。ＳＡＲＳ、ＭＥＲＳ、ＣＯＶＩＤ－19という3種類のコロナウイルス感染に対する医療機関内でのマスクの効果を吟味すると、マスクを着用していたほうが、マスクを着用していないよりも、はっきりと感染リスクが減ることが示されています。病院内でコロナウイルス感染対策をするときは、マスクは非常に重要なことが分かります（同Figure 4、**資料13**）。

では、医療機関の外、つまり一般の社会においてはどうか。

これは微妙です。まず、研究の数が多くありません。そして、３つの臨床研究はいずれも２００２〜２００３年に流行したＳＡＲＳに関するもので、ＣＯＶＩＤ-19に関する研究はこのメタ分析では示されていません（やはりFigure 4、**資料13**）。

ですが、ＳＡＲＳのデータを、ＣＯＶＩＤ-19にも援用できるかもしれない、という前提で用いると、フォレストプロット（＊註：メタ分析をまとめるときに、個々の研究の結果と、統合した結果を一度に描いたグラフ）では市中でのマスクの防止効果は「ある」と示されています。だから、外でもマスクをしたほうがよいのかもしれない。

しかし、ここで慌ててはいけません。もう少し、このデータを丁寧に見る必要があります。

というのは、マスクをした群では２４４人中、37人の感染が見られたのです。そして、マスクをしていない群では４８１人中１０１人に感染が見られました。つまり15％vs21％。マスクをすると、リスクは６％減っていたのです。

資料13　COVID-19、SARS、MERSウイルス感染におけるマスク使用との関連を示すフォレストプロット

	国	人工呼吸器(0=no)	感染症	マスク着用での感染例	マスク非着用での感染例	RR (95% CI)	% weight (random)
医療機関内							
Scales et al (2003)	カナダ	0	SARS	3/16	4/15	0.70 (0.19-2.63)	3.2
Liu et al (2009)	中国	0	SARS	8/123	43/354	0.54 (0.26-1.11)	6.7
Pei et al (2006)	中国	0	SARS	11/98	61/115	0.21 (0.12-0.38)	7.9
Yin et al (2004)	中国	0	SARS	46/202	31/55	0.40 (0.29-0.57)	10.3
Park et al (2016)	韓国	0	MERS	3/24	2/4	0.25 (0.06-1.06)	2.8
Kim et al (2016)	韓国	0	MERS	0/7	1/2	0.13 (0.01-2.30)	0.8
Heinzerling et al (2020)	米国	0	COVID-19	0/31	3/6	0.03 (0.002-0.54)	0.9
Nishiura et al (2005)	ベトナム	0	SARS	8/43	17/72	0.79 (0.37-1.67)	6.5
Nishiyama et al (2008)	ベトナム	0	SARS	17/61	14/18	0.36 (0.22-0.58)	9.0
Reynolds et al (2006)	ベトナム	0	SARS	8/42	14/25	0.34 (0.17-0.69)	6.7
Loeb et al (2004)	カナダ	1	SARS	3/23	5/9	0.23 (0.07-0.78)	3.6
Wang et al (2020)	中国	1	COVID-19	0/278	10/215	0.04 (0.002-0.63)	0.9
Seto et al (2003)	中国	1	SARS	0/51	13/203	0.15 (0.01-2.40)	0.9
Wang et al (2020)	中国	1	COVID-19	1/1286	119/4036	0.03 (0.004-0.19)	1.7
Alraddadi et al (2016)	サウジアラビア	1	MERS	6/116	12/101	0.44 (0.17-1.12)	5.0
Ho et al (2004)	シンガポール	1	SARS	2/62	2/10	0.16 (0.03-1.02)	1.9
Teleman et al (2004)	シンガポール	1	SARS	3/26	33/60	0.21 (0.07-0.62)	4.2
Wilder-Smith et al (2005)	シンガポール	1	SARS	6/27	39/71	0.40 (0.19-0.84)	6.5
Ki et al (2019)	韓国	1	MERS	0/218	6/230	0.08 (0.005-1.43)	0.8
Kim et al (2016)	韓国	1	MERS	1/444	16/308	0.04 (0.01-0.33)	1.6
Hall et al (2014)	サウジアラビア	1	MERS	0/42	0/6	(Not calculable)	0
Ryu et al（2019）	韓国	1	MERS	0/24	0/10	(Not calculable)	0
Park et al（2004）	米国	1	SARS	0/60	0/45	(Not calculable)	0
Peck et al（2004）	米国	1	SARS	0/13	0/19	(Not calculable)	0
Burke et al（2020）	米国	1	COVID-19	0/64	0/13	(Not calculable)	0
Ha et al（2004）	ベトナム	1	SARS	0/61	0/1	(Not calculable)	0
Random subtotal（I^2=50%）				**126/3442**	**445/6003**	**0.30 (0.22-0.41)**	**81.9**
医療機関外							
Lau et al（2004）	中国	0	SARS	12/89	25/98	0.53 (0.28-0.99)	7.5
Wu et al（2004）	中国	0	SARS	25/146	69/229	0.57 (0.38-0.85)	9.7
Tuan et al（2007）	ベトナム	0	SARS	0/9	7/154	1.03 (0.06-16.83)	0.9
Random subtotal（I^2=0%）				**37/244**	**101/481**	**0.56 (0.40-0.79)**	**18.1**
Unadjusted estimates, overall（I^2=48%）				**163/3686**	**546/6484**	**0.34 (0.26-0.45)**	**100.0**
Adjusted estimates, overall（1 COVID-19, 1 MERS, 8 SARS）						**aOR 0.15 (0.07-0.34)**	
Interaction by setting, p=0.049; adjusted for N95 and distance, p=0.11						**aRR 0.18 (0.08-0.38)**	

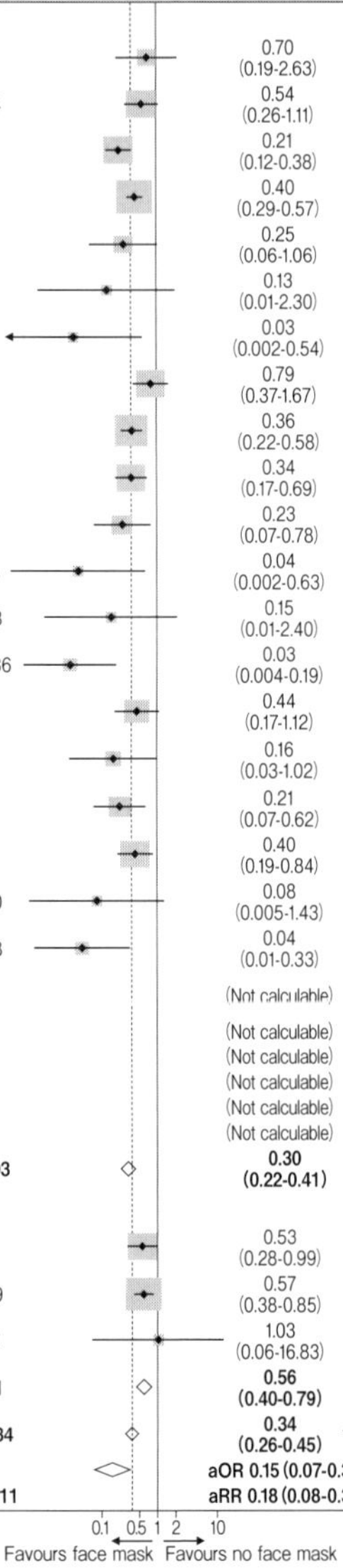

出所：『THE LANCET』（＊1）
https://www.thelancet.com/journals/lancet/article/PIIS0140-6736(20)31142-9/fulltext

6％のリスク減は非常に大きい。マスクの効果は絶大です。

街に、めっちゃ感染がはびこっているときは。

つまり、マスクの効果は、マスクをしていないと2割も感染してしまうような超極端にやばい状況下でのみ、はっきりと示されているのです。

マスクは「決定打」にならない

ぼくは2003年に北京に住んでいて、北京の国際クリニックでSARS感染対策をしていました。ぼくの記憶が確かならば、当時の中国ではソーシャルディスタンスみたいな概念を強調してはいませんでした。医療機関ではみんなマスクをしていましたが、街を歩いている人はそれほどマスクにこだわっていませんでした。もっとも、繁華街の王府井（ワンフーチン）はゴーストタウンみたいになっていて、人の出入りは激減してはいましたが。

だからこそ、マスクを着けている人と、着けていない人の比較が容易にできたのです。みんながマスクを着用していたら「比較」はできませんから。

そして、街を歩いている人は、当時はソーシャルディスタンスを強調されていなかったこともあって、結構感染をしてしまっていたのですね。マスクをしていないで街にいるだけで、

2割も感染するとは、そうとう怖い環境ではないですか。

で、話はここで終わりではありません。

もうちょっと丁寧にデータを見てみてください。マスクをすると、たしかにリスクは減ります。しかし、それでも15％の人は感染してしまっているのです。マスク着用でも感染リスクは15％。これってすごいリスクだと思いませんか？

マスクはリスクを減らしはしますが、それでも1割以上が感染しているわけです。リスクヘッジの手法としては少しも「決定打」になってはいません。このデータを見る限り、少なくとも「マスクをすれば大丈夫」ってことは全然ない。

ちなみに、目の防御については、MERSとSARSについては防御による効果が統計的有意差を持って示されていますが、COVID－19については研究が一つしかなく、研究規模も小さい上に、両群で感染ゼロだったために、その効果ははっきりしないままになっています（同Figure 6、引用掲載は割愛）。

さて、医療機関内でのマスクの効果はかなり堅牢な研究データが出ています。しかし一般社会におけるマスクの効果は研究数も少ないですし、その効果もSARS以外では示されておらず、ＣＯＶＩＤ‐19についてははっきりしないままです。

では、どうしてこのような違いが出てしまうのでしょうか。

単純に言えば、病院の中のほうがデータが集めやすい、対象者を追跡しやすいという「便利さ」の問題があるでしょう。しかし、他にも理由があります。

それは、「病院の中には感染者がたくさんいて、感染リスクが高い」ことです。

感染リスクが高ければ高いほど、その防御策の効果ははっきりと統計的有意差を持って示されます。感染リスクがもともと低い状況下だと、そもそもリスクが低いわけだから、対策の効果は示しにくい。

５ｍの高さからジャンプしたとき、パラシュートの効果は示されるでしょうか。おそらく示されないでしょうし、パラシュートが絡まってかえって危ないかもしれません。では、５００ｍの高さならどうか。これなら、明確にパラシュートの効果は示されることでしょう。

リスクが高ければ高いほど防御策の効果は出やすい。リスクが低くなるほど、防御策の効果は出にくい。リスクがめっちゃ小さい状況下では、防御策はほとんど効果がないばかりか、かえって逆効果にすらなりかねない。

あれ？　この話、どこかで耳にしたことなかったでしょうか。

そうです。検査の話です。

事前確率＝リスクがある程度高い状態では、検査の効果ははっきりしています。ＰＣＲも意味がある。しかし、事前確率がとても低くなると、ＰＣＲの効果は下がってしまい、場合によっては偽陽性のリスクが高く出て、有害にすらなってしまいます。

マスクも同じです。感染がかなり広がっている場合、例えば指定医療機関内などではマスクの効果は絶大で、感染リスクを減らしてくれます。しかし、感染者が非常に少ないコミュニティでは、リスクはほとんど、場合によっては全く減りません。もともと少ないリスクをさらに減らすのはそもそも難しい、という単純な一般法則があるためです。マスクに限らず、すべての防御策は同じ原則に従います。

情報の断片だけを見て判断しない

ぼくは2月に某テレビ番組に出演して、「マスクなんて意味ない」という発言をしました。このコメントの部分だけがキャプチャーされて「マスク不要論者」のレッテルを貼られ、かなり激しく攻撃されました。切り取り、怖いですね。

2月中旬の日本では、コロナウイルス感染者はほとんど存在していませんでした。ちょうど本稿を書いている6月25日の神戸市のように。ほとんど感染者がいない場合には、マスクを着用しようが、しまいが、リスクは減りません。だから、「意味ない」だったのです。

晴れているときに雨傘をさしても意味がありません（日傘として使うなら別ですが）。かといって、雨が降っているときに傘をささないのも間違っています。「あのとき（晴れてるとき）傘をさしても意味ないと言ったじゃないか」と怒られても困ります。

コトバの断片だけを見て、全部決めつけてしまう。条件を無視して怒り出してしまう。コロナウイルス感染問題で、こういう人がとてもたくさん見つかっています。これはコロナウイルスが惹起した新たな精神状態なのか、もともとそういう人だったのをコロナウイルスが暴き出したのか、ぼくにはよく分かりませんが、「情報の断片」だけを見て、周囲の状況や「コトバの全体」を見ずに、ヒステリックにブチ切れてしまう。やばいです。非常にやばい態度です。

なので、「ぶちっ」と来たら、まずはいきなりツイッターでクソリプするのではなく、大きく深呼吸して文章全部を読みましょう。ゆっくりと、繰り返し。

イワタは言ってることがコロコロ変わる、というご意見もいただきました。「晴れてるときは傘をさすな」「雨が降ったら傘をさせ」「土砂降りになったら、そもそも家にいたほうがいい」みたいなコメントを「コロコロ変わる」と解釈されるのでしたら、そうなのですが、そういう方はコトバの表面ばかり見て、その背後にある「ロジックの一貫性」を見逃しています。というぼくの説明が全然理解できない人は、本書を閉じて別な本をお読みいただいても結構です……。

今でも、数理モデルのプロ、西浦博先生のことを、「『42万人死ぬ』と言ってたのに死ななかったじゃないか、デマ野郎」みたいに怒る人がいますが、「何も対策を取らなければ」と彼が言っていた条件を完全に無視しています。もちろん、日本はたくさんの対策をとったわけで、そのおかげでなんとか第一波を乗り越えようとしているさなかです（6月末執筆時）。西浦先生に感謝こそすれ、恨まれるいわれはないのです。

スウェーデンのようにゆるい対策をとっていた国がどうなったか。経済活動をどんどん無鉄砲に再開したり、あちこちでデモ活動をやって集団を作ってしまったアメリカ合衆国がいま「第二波一歩手前」にまで感染者を増やした事実をどう考えるのか。テキサス州、フロリダ州、アリゾナ州はそれぞれ1週間で2万4000、2万2000、1万7000の新規のコロナ感染者を発生させています（＊2）。アメリカでは本稿執筆時点（8月末加筆時点）で18万人以上の方がCOVID‐19のために命を落としています。あれこれ対策をとっていたにもかかわらず、です。

推奨の「条件」「文脈」を無視する危険

ＣＤＣやＷＨＯの「マスク着用」の推奨も同様です。「ＣＤＣもマスクを着用しろと言っている」とこれまたクソリプがぼくのところに飛んできますが、これも「条件」を無視しています。

ＣＤＣは「ソーシャルディスタンスを保つ他の方法が困難」な公共の場で、「特にコミュニティでとても感染が多いとき」に布マスクを着用しましょう、と推奨しているのです。条件を無視するのはとても危険です（＊３）。

なぜ効果が確認されていない「布マスク」なのか、についてもＣＤＣは明言しています。医療用のマスクはリスクの高い医療現場で用いるべきだからです。とくにアメリカでは一時期、本気の本気でマスクやガウンが枯渇しましたから（日本でもそうでした）。

ときに布マスクが「感染防御に効果がない」ことは以前から知られていて、古くはインフルエンザみたいな症状についてのランダム化比較試験で、医療用マスクよりも感染リスクが高く、「マスクをしなくていい（してもいい）」対照群に比べてすら、感染リスクが高いことが示されています（＊4）。

CDCの布マスクの推奨は、そういうデータと文脈の中での「やむをえず」の選択肢であり、積極的に採択すべきオプションではないんです。しかも、布マスクは「感染防御」には役に立たない。あくまでも、自分が感染者だった場合に「周りに広めない」ことが目的です。

一時期のニューヨーク市のように、街で感染が爆発的に増えていて、誰もが感染者かもしれない、という疑念を持っていて、かつ家にいられない、かつ距離が保てないときは……という「かつ」を何度も重ねた限定的条件下では、布マスクの効果は（理論的には）期待できたわけです。こういう文脈を無視してはいけません。

ちゃんと文章を読むこと。ちゃんと話者の「言いたいこと」を理解すること。「言っているように見えること」ではなく。

断片的な言葉尻をとらえて、文脈を無視してブチ切れても、コロナ問題は少しも解決しませんし、その人物がより立派な人物になるわけでもありません。

「ユニバーサルマスキング」という概念にも条件がある

さて、そんなわけで、マスクの効果は「感染者がそれなりに多い状態」で期待されることは分かりました。しかし、よくよくデータを見てみると、「マスクをしてもやはり感染はしてしまう」人は多いわけで、「マスクが絶対的なソリューション（解決策）」ではないことは、上述のとおりです。

そこで、さまざまな工夫がもたらされています。

まずは、Ｎ95などの「ベターなマスク」の活用です。Ｎ95は密閉性が高く、理論的には通常の医療用マスクよりも防御効果は高いことが知られています。

ただ、現実世界での臨床研究では、医療用マスクよりも呼吸器感染症を減らす、という決定的なエビデンスには乏しいのもまた事実です（＊５）。実験室内のデータとリアルワールドのデータは必ずしも合致しない、の一例です。

とはいえ、院内感染のリスクは非常に高いため、ぼくらはレッドゾーン、すなわちＣＯＶＩＤ-19確定患者がいる病棟（集中治療室含む）では、基本的にはＮ95マスクを医療者に着用させていました。Ｎ95が枯渇した場合には、通常の医療用マスクで代替できると思いますが、現段階ではＮ95でやるのがよいと思います。これはエボラ対策のときにも活用された一種の経験値です（まだ、研究の余地はあります）。

ユニバーサルマスキング、という概念も提唱されるようになりました。これは無症状の感染者もいるのだから、「だれもが感染者」という前提でみんなでマスクをしましょう、というコンセプトです。ここから派生して、病院職員はいつでもどこにいてもマスクをしましょう、患者にもマスクをさせましょう、という病院内の「ユニバーサルマスキング」というコンセプトもあります（＊6）。

ただし、ユニバーサルマスキングの提唱者も、その効果は医療機関とか、持続的に密な人間との接触（いわゆる三密）が発生する場合にのみ期待されると言っているのであって、外に出るときにいつもマスクを着けることが「ユニバーサルマスキング」なのだ、とは主張していません。ここでも「こういう条件下ではユニバーサルマスキングですよ」という文脈を理解することが大事で、文脈を無視して文章やコトバの一部を切り取って、自分の主張に寄り添うように都合よく使用してはいけません。

ユニバーサルマスキングの効果がどのくらいあるのかは、今後の検証が待たれるところです。ぼくは個人的には、医療機関の中では原則マスク、というオリジナルなユニバーサルマスキングのコンセプトには反対しません。現に、職場でも病院内ではマスクをしています。しかし、自室（教授室）ではマスクはしていません。ぼくしか、人はいないですし。人がいないところではマスクは無意味です。

マスクをするのは感染経路の遮断が目的です。いろいろなことがマスクについて語られ、さまざまなデータの分析もありますが、とにかくマスクに期待される効果は「感染経路の遮断」であり、それ以外にはまったくありません（街で人に正体がばれない、という副次的効果はありますが、それはまた別の話）。

で、すでにデータで確認したように、ある程度感染者がいる状態では、マスクの着用で感染が減らせる（少なくとも医療用マスクなら）ことが期待できます。同時に、ある程度感染者がいる状態では、感染はゼロにできず、少なからぬ人たちはマスク着用にもかかわらず感染してしまいます。

マスクよりソーシャルディスタンス

条件を変えて考えてみましょう。では、感染者がめっちゃ少ない状況ではどうか。

この場合は、コミュニティにほとんどウイルスがいない状態、ということになります。このような状況下でのマスク着用効果は、ほとんどないか、全然ないかのどちらかでしょう。だって、ウイルスいないんだもん。いないウイルスの遮断効果は期待できません。

よって、そういう場合はマスク着用の意味は（ほとんど）ないでしょう。本稿を書いている段階（２０２０年6月末）での神戸市はこれに該当しますし、日本の大多数の地域では同じことが言えるでしょう。

こういうときは、少なくとも「路上でマスクを絶対着用！」みたいにこだわる必要はありません。集団が発生するような場所ではマスクを着けてもいいですが、たとえ着けていなくても目くじらを立てるほどのことはないでしょう。マスク警察みたいに怒り出す人が出ると、むしろそっちのほうがいろいろリスクとすら思います。

運動をしたりして、マスクの着用が熱中症など他のリスクを惹起する可能性のあるときは、マスクはしないほうがいいです。また、ソーシャルディスタンスが維持できているときは、マスクの意味はゼロでしょう。何度か申し上げていますが、ぼくは周りに人がいない状態でジョギングしますが、マスクは着けません。

さて、地域に感染症が増え始めて、ある程度感染者が周囲にいるような状況下で、かつ集団の発生が防げない状態では、マスクの効果は期待できます。このとき、とくに建物の中や電車などではマスクの着用が推奨されます。

が、すでに指摘したように、マスクだけではリスクヘッジにはなりません。**やはりソーシ**

ャルディスタンスが確保されるほうがずっと優先されます。マスクを着けるけれども隣の席に座る、みたいな矛盾満点な行為をとってはいけません。

さらに感染者が増えたときには……この場合は、マスクもソーシャルディスタンスも不十分、ということになるかもしれません。そのときはステイホーム、という選択肢になります。

つまり、マスクを着用することによって利益が得られる「状況」のマージンはそんなに広くはないってことです。**感染者が少なすぎると、マスクは意味がない。感染者が多すぎると、やはりマスクでは心もとない、ということになります。**

検査同様、マスクの議論でも「状況判断」が必要だということを解説しました。「状況」を無視してマスクの是非を論じても意味がありません。既存のデータをしっかり見て、どういう状況下でマスクの着用が正当化されるか、どういう状況下でマスクが必須となるか、そしてどういう状況下でマスクはむしろ裏目に出るかを、判断しなければならないのです。

【註】

（＊１）Chu DK, Akl EA, Duda S, Solo K, Yaacoub S, Schünemann HJ, et al. Physical distancing, face masks, and eye protection to prevent person-to-person transmission of SARS-CoV-2 and COVID-19: a systematic review and meta-analysis. The Lancet. 2020 Jun 1.
https://www.thelancet.com/journals/lancet/article/PIIS0140-6736(20)31142-9/fulltext

（＊２）“We’ve been hit badly”, Fauci warns of US coronavirus surge.
https://www.aljazeera.com/news/2020/06/fauci-testify-coronavirus-cases-surge-200623122027159.html　閲覧日２０２０年６月25日

（＊３）CDC. Coronavirus Disease 2019 (COVID-19). Centers for Disease Control and Prevention. 2020.
https://www.cdc.gov/coronavirus/2019-ncov/prevent-getting-sick/cloth-face-cover.html
閲覧日２０２０年６月25日

（＊４）MacIntyre CR, Seale H, Dung TC, Hien NT, Nga PT, Chughtai AA, et al. A cluster randomised trial of cloth masks compared with medical masks in healthcare workers. BMJ Open. 2015 Apr 1;5(4):e006577.

（＊５）Smith JD, MacDougall CC, Johnstone J, Copes RA, Schwartz B, Garber GE. Effectiveness of N95 respirators versus surgical masks in protecting health care workers from acute respiratory infection: a systematic review and meta-analysis. CMAJ. 2016 May 17;188(8):567-74.

（＊6）Klompas M, Morris CA, Sinclair J, Pearson M, Shenoy ES. Universal Masking in Hospitals in the Covid-19 Era. The New England Journal of Medicine. 2020 May 21;382(21):e63.
追加のレター：Klompas M, Morris CA, Shenoy ES. Universal Masking in the Covid-19 Era. The New England Journal of Medicine. 2020 Jun 3.

ファイル4　緊急事態宣言の考え方

全ての施策に大事なのは状況の判断

さて、ここまで何度も繰り返していますように、感染症の防御、感染症流行の抑止に非常に効果が高いのは、「感染経路の遮断」です。

あとは、抵抗力を増す「ワクチン」という選択肢もありますが、これは本稿執筆時点では新型コロナウイルスに対して実用化されていません。よって、「感染経路の遮断」こそが本質的な、ほぼ唯一の感染防御策、流行抑止策ということになります。

ステイホームとか、ソーシャルディスタンスとか、マスクとか、いろんな概念が提唱されていて、皆さんはともするとそうした施策のそれぞれは「別物」だと考えていませんか？

そうではありません。ステイホームも、ソーシャルディスタンスも、マスクも、ロックダウンも、（日本の）緊急事態宣言も、**全て「感染経路の遮断」という目的を達成するための手段のそれぞれに過ぎないのです。**

野球のバントとか、ヒット・エンド・ランとか、ホームラン狙ってかっとばすとか、フォアボール狙ってバット振らないとかと同じです。どれも表現型は異なりますが、目指しているのは「点をとって、試合に勝つ」であって、同じものを目指している点ではなんの違いもないのです。

では、どのような施策をどのように選択すればよいのか。

それにはまず、それぞれの施策の効果を個別に吟味する必要があります。ここは大事です。

しかし、それだけでは不十分。はい、察しの良い読者の方はお気づきですね。ここでも、

状況の判断

が大事なのです。

ノーアウト満塁の場面なら、スクイズやフォアボール狙いでバットは振らない、が適切な

選択肢かもしれません。ツーアウト、走者なしで打者が鈍足な場合、バントにいくのはちょっとナンセンスでしょう。こういう文脈を完全に無視して、

バントは正しいか、間違ってるか

を論じるのは「ナンセンス」ということになります。同様に、

ロックダウンは正しいか

とか、

緊急事態宣言は正しいか

といった命題は、全てこれ、「文脈」とか「状況」に応じて考えなければならないのです。

ロックダウンとは何か

すでにご紹介したように、スペイン、イタリア、フランス、英国のデータでは、ロックダウンが非常にパワフルな感染防止策であったことが示されました（＊1、**ファイル1**の＊34と同じ）。

もちろん、だからロックダウンが正しい策なのだ、という結論には至りません。

前述のように、ヨーロッパではCOVID‐19流行を察知する随分前からウイルス感染が始まっていたことが、下水などからのデータで示唆されています。気づいたときには、感染者はものすごく増えていた。

新型コロナウイルスは「数のウイルス」であり、感染者が少ないときは御しやすいが、感染者が激増していると、非常にやっかいな相手になります。相対的には重症者が増え、死亡者も増え、医療機関を圧迫し、院内感染を起こし、医療崩壊が起き、さらに死亡者が増えます。ひどい話です。

このような状況下では、感染者を「後ろから追っかける」クラスター追跡ではとうてい間に合いません。マスクやソーシャルディスタンスだけでもとても感染症流行は抑えられそうにありません。

こういう「状況」では、ロックダウンこそが、最後に残された、唯一の選択肢、となるのです。そして、欧州各国はロックダウンのおかげでなんとか感染リスクを乗り越えようとしています。中国の武漢もロックダウンで感染危機を乗り越えました。

逆に言えば、「刀折れ矢尽きた」状況、他の選択肢がすべてうまくいかなそうな追い詰められた状況下でこそ選択すべきが、ロックダウンです。

ロックダウンには単一の、もしくは共通の概念や定義はありません。

しかし、次の2つの属性を満たせば、それは「ロックダウンである」と考えてよいとぼくは思っています。

・ロックダウン対象地域の内外の、人の出入りを禁じる。
・対象地域内での人の外出を禁じる。

この2つです。

もっとも、医療従事者や警察官など、エッセンシャルワーカーは外出せざるを得ませんし、食料品店なども開く必要はあるでしょう。ロックダウン中の街や国でも、ソーシャルディスタンスをキープした状態での１日１回の散歩やジョギングは認められていたところはありました。右記２つの原則はあくまでも「原則」であり、例外事項は多々あるのです。

そして、日本で時々言われるように、ロックダウンの決め手は「罰則規定の有無」にはありません。もちろん、罰則規定を伴っていたほうがより実行力の高い、パワフルなロックダウンになります。しかし、そこはロックダウンか、そうでないかの分水嶺ではないってことです。

緊急事態宣言は必要なかったのか？

安倍晋三前首相が４月７日に「緊急事態宣言」を出したとき、ぼくがよかったな、と思ったのは、例の「８割削減で２週間」という具体的な数値目標を出したことでした。これは、かつての日本政府・厚生労働省の感染対策には見られなかった、異例のコメントでした。

梅毒対策でも、エイズ対策でも、アニサキス対策でも、厚生労働省は「何年までに○○病をこのくらいにする」という具体的な数値目標は出しません。数値目標を出してしまうと、自分たちの立てたプランがうまくいったのか、いかなかったのか、明確になってしまうからです（厳密に言えば、かつて麻疹で数値目標を出しました。２０１２年までに麻疹を排除する、という「異例の」目標が掲げられたのです（＊2）。が、その目標は達成できず、かつその反省も総括もなされないまま、目標そのものが「なかったこと」にされてしまいました）。目標がなければ、失敗しない。「がんばった」「適切だった」「最善を尽くした」という中身のない言葉を連呼していればいい。厚労省は「私、失敗しないので」の役所なのでした。

そんなわけで、「異例の」数値目標をからめた安倍前首相のスピーチは、ぼくをとても感動させました。日本感染症界も、長い暗黒時代を抜けて、ようやく大きな前進の時期が来たか、と。

が、その後、すぐに大きな失望も覚えました。

安倍前首相が「**これはロックダウンではありません**」**と言ったからです。**

だめじゃん。「これは罰則規定こそないけれども、実質的なロックダウンです」って言わなきゃ！　ぼくは「ちっ」と心のなかで舌打ちしたのでした。

案の定、「ロックダウンではない」と宣言された「緊急事態宣言」は、当初ゆるい感じで受け止められ、満員電車も「いつもの通勤」も回避されにくく、2週間後も劇的な感染者の減少は起きませんでした。そして、「緊急事態宣言」は当初の予定よりもずっとズルズルと引き延ばされてしまうのです。

あとになって、この緊急事態宣言の前からすでに感染者は減少しつつあり、「実効再生産数」（Rt：一定の対策下で1人の感染者が新たに感染させる人数の平均）は1を下回っていたのだから、緊急事態宣言自体が必要なかったのだ、経済は回し続ければよかったのだ、という意見が出ました。

これは実効再生産数に対する誤解から来ています。

確かに、「再生産数」は1人の感染者から何人の新しい感染者が生まれるか、という指標であり、それが1を下回れば、新たに生まれる感染者数は現存する感染者よりも少ない、ということになるわけで、その状態を維持できていれば、いずれは感染者はゼロになることが期待できます。

しかし、これはスタティックな（静的な）指標、基本再生産数（R0：免疫を持たない集団において1人の感染者が新たに感染させる人数の平均）についてです。R0が1未満であれば、いずれそのコミュニティの感染者はゼロになることが期待できます。

が、実効再生産数は毎日毎日の即時的な指標でして、その数字は毎日（毎日測定していれば）増減します。昨日1未満だったRtも、今日は7まで跳ね上がる、ということは理論的に起こりえます。

というか、新型コロナウイルス感染症は非常に困ったウイルスが起こす感染症で、力学の実験のように「ある初期条件を与えたら、もう最後まで行く末が予見できる」みたいな概念では捉えられないのです。

なぜなら、このウイルス感染は、多くは無症状で、多くは軽い風邪みたいな病気で、ごくごく一部だけが重症化します。また、多くの方は他人には感染させず、一部の方は他人に感染させます。1人だけ感染させることもあれば、10人以上感染させることもあります。

それは、喉からのウイルスの排出量にも依存しますし、咳をしているか、といった臨床症状にも依存します。

が、そういうウイルス学、感染症学的な観点だけではことの本質は分かりません。マスクは着けているか。密閉された空間に、多くの人といないか。大声を出していないか。歌を歌っていないか。長時間の滞在ではないか。隣の人はどのくらい離れているか。こうした社会的な条件もＣＯＶＩＤ‐19の拡大に大きく寄与します。

シンプルな物理学的実験データと、リアルワールドのＣＯＶＩＤ‐19では、かなり扱い方が異なるのです。

また、仮にRtを1未満に抑えたとしても、新たな患者は大量に発生することはありえます。

ＣＯＶＩＤ-19感染は基本的に長期戦で、軽症患者でもＰＣＲは陰性化しにくいし（だから、検査陰性を退院基準にしてはだめだ、と申し上げました）、重症患者だとひどい呼吸不全が何週間も続きます。毎日、「今日は東京都で50人の患者が見つかりました」的な報道が流れますが、だからといって、病院に50人が入院し、50人が退院する、というトコロテン的な現象が起きているとは限りません。多くの場合、患者は退院できず（まあ、以前は厚労省の理不尽な基準のせいも大きかったのですが）、入院患者は純増し、そして医療を圧迫します。

Rtは１未満になっても、１未満であり続けるという保証はありません。よって、感染者の発生は継続的に抑え続けなければなりません。誰かが言ったように「なにもしなくても感染者は勝手に減る」は端的に間違っています。そして、Rtは大きく抑え込まねばなりません。ゆるく抑えていると感染者は発生し続け、病院は苦労します。

そして、感染者の発生を抑える方法は「感染経路の遮断」しかありません。遮断の方法は前述のようにたくさんあります。もし、ソーシャルディスタンスのような比較的シンプルな方法だけで感染者がどんどん減っていけば、それはそれでいいのですが、そうでない場合はもっと強い介入が必要です。それが日本では緊急事態宣言だったというわけです。

ロックダウンはおろそかにやってはならない

緊急事態宣言に反対する人は、「4月7日の宣言以前に、すでに感染者は減り始めていた」と言います。それは事実です。5月29日の専門家会議の「提言」では、緊急事態宣言の前にすでにRtが3月中旬から減り始め、1未満に下がっていたことがグラフで示されています**（資料14）**（＊3）。

それでも、Rtを低く「抑え続けた」ことに緊急事態宣言の意義は大きかったとぼくは思います。繰り返しますが、Rtは刹那《せつな》的、一時的なもので、油断をするとすぐに大きく増えるからです。

その証拠に東京都では、本稿執筆中の7月2日時点でも新規感染者が毎日発生しています。「何もしなくても感染者はゼロになる」は幻想に過ぎません。

では、なぜ3月に感染者は減ったのか。

理由は簡単です。感染経路が遮断されたからです。「自粛」という行動によって。緊急事態宣言が出される前に。

東京オリンピックが延期になったのが3月24日でした。小池百合子東京都知事が「不要不急の外出を自粛しましょう」と言ったのが3月25日です。志村けんさんがお亡くなりになっ

資料14　全国の実効再生産数推定値（5月28日版）

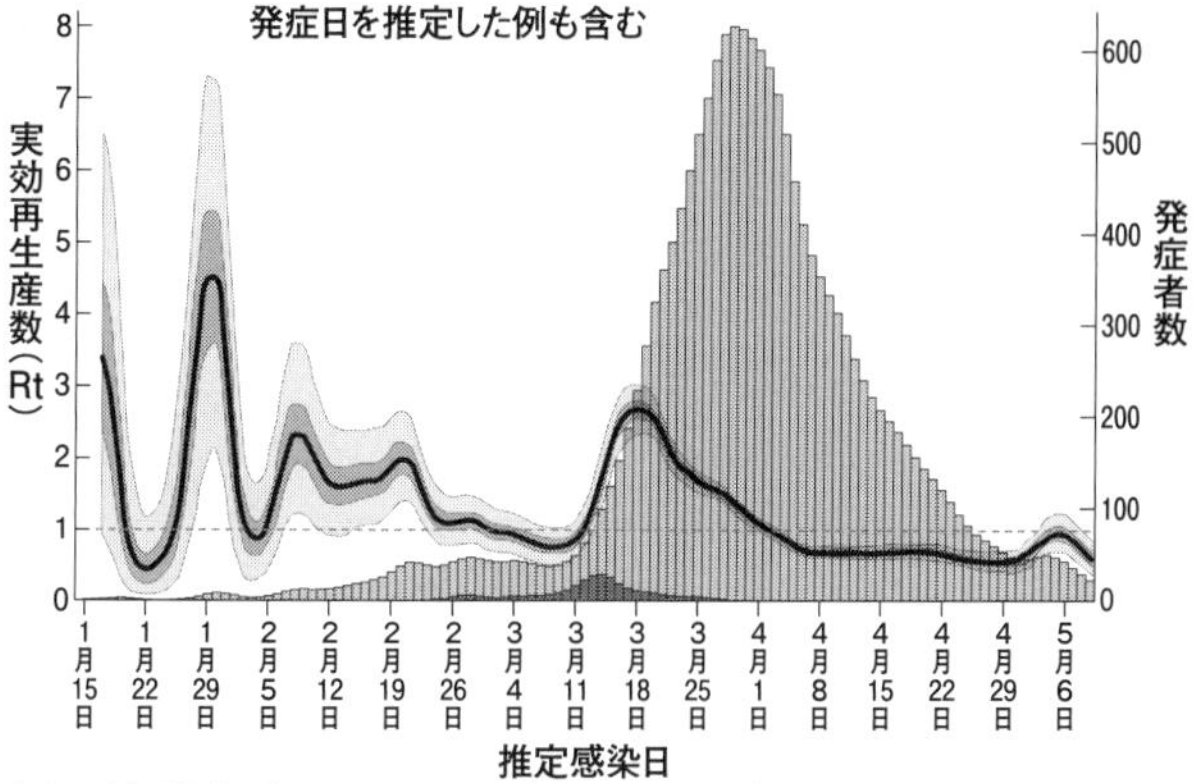

出所：厚生労働省　新型コロナウイルス感染症対策専門家会議「新型コロナウイルス感染症対策の状況分析・提言」（令和2年5月29日）（＊3）

たのは3月29日です。ぼくも4月3日に「少なくとも東京都ではロックダウンしたほうがいい」と主張しています。

ちなみに、西浦先生が「対策がゼロだったら40万人死亡するかもしれない」と発表されたのは4月15日です。

こういうことが五月雨式に、いろいろ発生して、人々の動きはだんだんとゆるくなっていきました。それが感染経路を遮断したのでしょう。

しかし、安倍前首相が、「緊急事態宣言は事実上のロックダウンだ」と言っていれば、もっと急峻に患者数は減っていたでしょうし、そうすれば緊急事態宣言の解除ももっと早期にできていたことでしょう。

そうなのです。**ロックダウンはおろそかにはやってはならない「最後の手段」なのです。**が、一旦やると決めたからには、それは徹底的にガツンとやるべきだったのです。そのほうが早く患者を減らせて、早く解除できますから。

そういう意味では、日本の緊急事態宣言には多くの反省点は残りました。

①宣言を出すのが遅すぎた。３月下旬に出していればもっと効果的だっただろう。

②範囲が広すぎた。「ロックダウンだ」と宣言して、流行の強い地域……東京の周辺に限定して行っていれば、経済的ダメージはより小さかっただろう。

③宣言終了が遅くなりすぎた。これは多分に、①が原因だし、「ロックダウン」と言わなかったためでもある。

もし、第二波がやってきたときは、この３つの条件、

「いつ始めるか」

「どのくらいの範囲でやるのか」

「いつ終えるか」

に留意すれば、もっとましなロックダウン、あるいは緊急事態宣言を出すことができるでしょう。

もちろん、緊急事態宣言など出さなくてすむのが一番なのですが、出さねばならないときには、遅滞なく出さなければならないのが緊急事態宣言です。

なぜかというと、ロックダウンは最後の手段であり、その手段をやり損ねたときに残された手段は唯一つ、

もっと大規模で、もっと長期的で、もっと経済的ダメージの大きなロックダウン

だからです。

経済に配慮してロックダウンをやり損なう、というのは、より大きな経済ダメージをもたらしますから、これは下策と言わざるを得ないのです。

一斉休校は必要だったのか？

さて、安倍晋三前首相が専門家に相談せずに決めたと言われる「一斉休校の要請」についても少し述べておきます。

これについては、最近掲載されたぼくらの書いた論文を紹介します。とはいえ、論文そのものは非専門家にはかなり難解だと思いますから、『Medical Tribune』という医療者向けのメディアに掲載した「解説文」をここで転載します（＊4）。

まあ、これも医者向けの文章なので、結構難しいかもしれませんが、**面倒な方は結論のところだけ読んでいただいてもかまいません。**

休校措置に効果はあったか

研究の背景：「health policy」を「evidence」として検証する必要性

「Evidence based medicine（ＥＢＭ）」という言葉ができて、もう30年近くになる。少なくとも、ＥＢＭという言葉を聞いたことがないという医療者はほぼ皆無となった。往時に研修医くらいだった若者たちも、もはや若者とは呼べない世代となり、ＥＢＭと聞いて露骨に嫌悪の表情を示すベテラン医師たちを説得する面倒もほぼほぼ消失した。

だが、政策決定においてはいまだに根回し、ロビー活動、利益相反、足の引っ張り合い、空気醸成、その場のノリ、声のデカさなどが幅を利かせ、どうでもよい根拠で行われることが多い。この話は、「レバ刺し禁止」の効果を検証した論文を紹介したときに述べた。

(関連記事「レバ刺し禁止は効果なし」＊５)

とはいえ、近年になってようやく日本でも「evidence based health policy」なる言葉が流行しつつある。自分たちの施行した政策に効果はあったのか、なかったのかをきちんと「エビデンス」として検証する。効果の認められたエビデンスがある政策を採用し、効果のないものは採用しないというアウトカム志向の政策決定である。もっとも、実際にそれが行われたという事例を目にすることはほとんどないが。

では、３月の休校措置に効果はあったのか。それとも、なかったのか。

Iwata K, Doi A, Miyakoshi C. Was school closure effective in mitigating coronavirus disease 2019 (COVID-19)? Time series analysis using Bayesian inference. *Int J Infect Dis.* 2020 Jul 31; 99: 57-61.

研究のポイント：首相による休校要請の効果を時系列解析で検討

２０２０年２月27日に、安倍晋三前首相は小学校から高校までの一斉休校を要請すると発表した。これはあくまで要請であって命令ではなかったのだが、実際には98・８％の公立小学校が遵守した。日本は同調圧力が強いので、周りがやっていることを自分だけがやらない、というのは耐え難いのである。

この休校措置の効果があったかどうかを調べたのが、今回の時系列解析である。ここではローカル線形トレンドモデルを用いて、介入効果があったと仮定した場合のシナリオをベイズ推計を交えて検討した。

実質上、休校の介入が開始されたのは２月29日の土曜日からであった。29日に既知の潜伏期間中央値５日を加え、その後症状が持続して４日後に受診、という「当時」の状況に鑑みて、およそ９日後に介入効果が観察されるとわれわれは仮説を立てた。介入効果については３月終わりまで推計することにして、以下のモデルを用いることにした。

$$\lambda_{t+1}=\lambda_t+\delta_t+\alpha Z_t+\varepsilon_t$$
$$\delta_{t+1}=\delta_t+\xi_t$$
$$\varepsilon_t \sim Normal(0, \sigma_\varepsilon)$$
$$\xi_t \sim Normal(0, \sigma_\xi)$$
$$Y_t \sim \textbf{Poisson}\,(\exp(\lambda_t))$$

ここで、新規報告患者Ｙはポワソン分布に従うと仮定している。頻度の低い事象が起きる確率としてよく用いられる分布だ。パラメーターのλは、時系列の前段階のλに主に依存する。ドリフトの要素をδ、そして介入効果のあるなしをＺで規定する（介入があれば１、なければ０を代入）。αは介入効果にかかる係数であり、これが正であれば感染者は増え、負であれば感染者は減る。

３月17日までの実測データ（**資料15**の黒四角■）を用いてベイズ推計を行い、介入効果の有無を検証した。感度分析として、介入効果が発現される時期が異なっている場合のシナリオも同様に検証した。

資料15

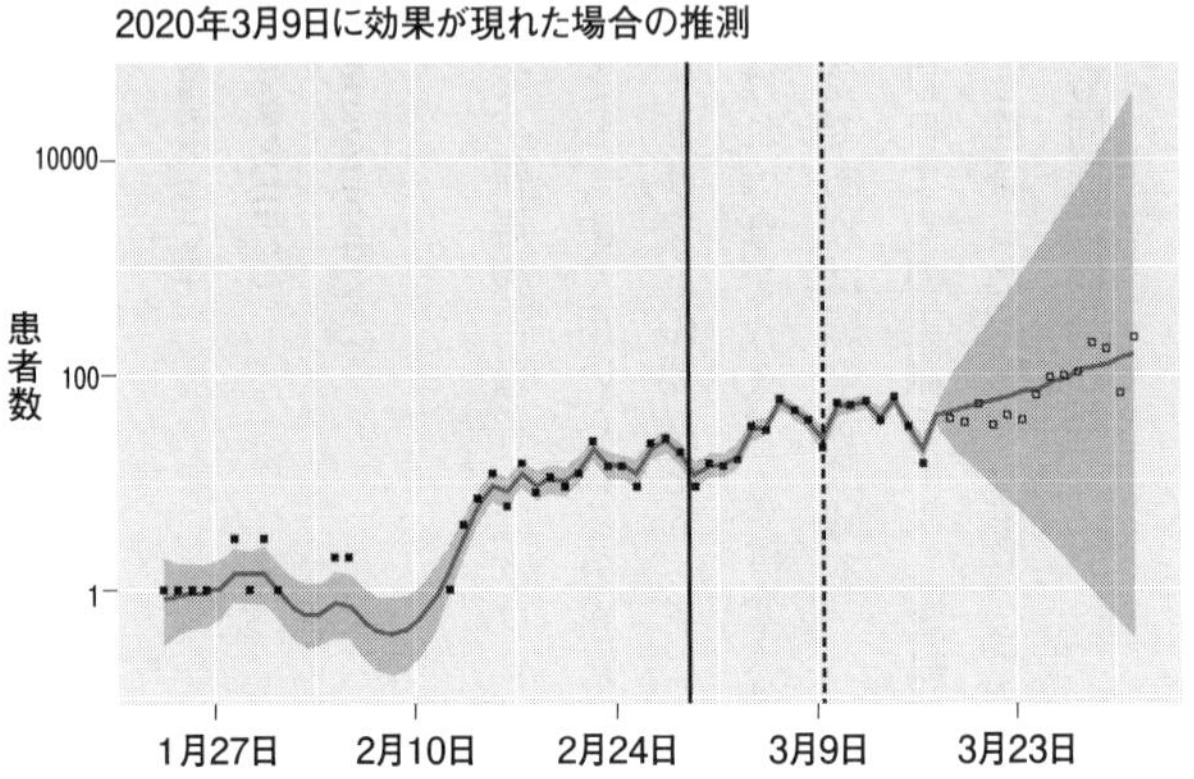

この結果、推測された3月9日に休校措置の介入効果が現れた場合も、係数αの平均値は約0・08と正になり、むしろ患者は増加することが推測された。実際の測定値でも患者数は増加しており、モデルにほぼ合致していた（白四角□）。ただし80% credible interval（確信区間）は非常に広く（濃いグレー部分）、「介入効果がない」ことが証明されたわけではない。介入が他の日になされた場合の感度分析も同様で、介入効果が「ある」と示されたものはなかった。

考察と臨床現場の考え方：公衆衛生上、意味のある効果は認められず

よく言われることだが、「ない」ことの証明は難しい。あるいは、しばしば不可能だ。だが、臨床現場目線、あるいは公衆衛生上のリアルワールドでは、「ない」証明は必要ない。実質的に「意味のある効果」「可視化できる効果」がなければ、それは「ない」と断定しても構わないからだ。学問上の証明行動とはここが違う。

以前、ヒトパピローマウイルス（ＨＰＶ）ワクチンの副作用を吟味し、大規模臨床試験で諸症状について対照群との有意差はない、ＨＰＶワクチンは安全に接種できると主張したことがある。すると、ＨＰＶワクチン反対派の方に、「いや、もっと大規模な臨床試験をやれば、有意差が出るかもしれない」と反論された（関連記事「子宮頸がんは撲滅可能、不作為は罪」＊6、「世界標準の子宮頸がん対策を早急に推進すべき」＊7）。

それは事実だ。１万人集めて差が出なくても、10万人集めれば差が出るかもしれない。それでも差が出なければ、１００万人、１０００万人。厳密にはサンプルした２群はどうランダム化しても「同一」な存在ではないのだから、超大規模なサンプリングを行えば、いずれは微細な差に統計的有意差は付く。当然のことだ。

しかしながら、そのような微小な差は、リアルワールドでは無視してよいほどの違いにすぎない。たとえ、「統計的」有意差があったとしても。治療薬の効果についても同様だ。「数万人規模の大規模臨床試験で有効性が示されました！」の宣伝文句は、何万人も集めなければ効果が可視化できなかった、というだけの話であり、「大規模」という言葉にひるむ必要はないのである。

というわけで、「日本で行われた小中高校の休校措置は、新型コロナウイルス感染症対策に効果がなかった」と、今回の検証で結論づけてよいと僕は考える。これは、当時の流行の中心がもっと高い年齢層であったことからも納得ができる推測だ。よって、次に「第〇波」がやってきたときにも、同様の施策は取らない方がよい。休校で失うもののリスクの方がずっと大きいのだから。

海外でも休校措置の効果は検証されているが、小児中心の流行を示すインフルエンザとは異なり、新型コロナの場合、その効果は限定的だと考えられている（＊8）。

もちろん、今後も休校措置が必要になる可能性は皆無ではない。それは、一地域のロックダウンが必要になるような、かなりの規模の流行が発生してしまった場合である。いずれにしても、休校措置解除後は生徒の自殺リスクが増加したりする。少なからぬ生徒にとって、学校はいづらい場所なのだ。だから、「一斉休校」に意味が乏しいとしても、個別には休校という選択肢があってもよい。オンライン授業という選択肢は、絶対に必要だ。かぜ様症状があれば学校を休むのは、ポストコロナ時代の「常識」であり、無理に皆勤賞を取るのは既に美徳とは言い難い。が、学校を休んでも授業には参加できる、という選択肢はほしい。不登校の子供にも福音だ。

選択肢があるのは、いつもいいことなのである。多様性の尊重をよしとするイワタはそう考えている。

【註】

（＊１）Flaxman S, Mishra S, Gandy A, Unwin HJT, Mellan TA, Coupland H, et al. Estimating the effects of non-pharmaceutical interventions on COVID-19 in Europe. Nature. 2020 Jun 8;1-8.

（＊２）https://www.niid.go.jp/niid/ja/diseases/ha/polio/392-encyclopedia/518-measles.html

（＊３）https://www.mhlw.go.jp/content/10900000/000635389.pdf

（＊４）https://medical-tribune.co.jp/rensai/2020/0901531508/　（医療従事者向けサイト）

（＊５）https://medical-tribune.co.jp/rensai/2019/1201522632/　（医療従事者向けサイト）

（＊６）https://medical-tribune.co.jp/rensai/2019/0401519670/　（医療従事者向けサイト）

（＊７）https://medical-tribune.co.jp/news/2019/0606520333/　（医療従事者向けサイト）

（＊８）Esposito S, Principi N. School Closure During the Coronavirus Disease 2019 (COVID-19) Pandemic: An Effective Intervention at the Global Level? JAMA Pediatr. 2020 May 13. https://jamanetwork.com/journals/jamapediatrics/fullarticle/2766114　閲覧日２０２０年８月27日

ファイル5

プール、温泉……そして、「専門家」と「信用」の基準

水中よりも、水上・更衣室・付き添いがリスク

よく質問されるのは、「プールで水泳したいのだが、新型コロナウイルス対策はどのようにすればいいのか」というものです。

理論的には、プールで感染する可能性のあるウイルス感染症は、糞口感染と皮膚からの接触感染だと思います。

過去には、アデノウイルス、Ａ型肝炎ウイルス、ノロウイルスなどの、水泳プールでの感染アウトブレイクが起きてきました（＊1）。プールの水や浮き輪、はしごなどに付着した鼻水、唾液、糞便、などが感染源のようです。

しかし、こうした感染症は、プールの消毒が十分に行われていない状況で起きたものがほとんどで、塩素系の消毒を適切に行った場合は、プールの水の細菌やウイルスは即座に死んでしまいます（＊2）。

よって、適切に塩素系の消毒が行われているプールであれば、水の中で新型コロナウイルスに感染する可能性はほぼないと思います。水中でのマスクやフェイスシールドも不要です。もちろん、水上で、咳などから飛沫感染をする可能性は（プールの内外で）残ります。ですから、やはりソーシャルディスタンスは大事でして、２m程度の距離を他の人と確保することが大事です。水泳教室でよくあるような間隔の狭い行列を作ったりすることは回避しなければなりません。

狭いプールサイドで十分な距離を確保できない場合は、（プールの外では）マスクを着用するのも一案でしょう。また、ドアノブなどに触れたときの手指消毒もとても大事です。これはプールとは無関係に適用できる一般的な対応策ですね。

ちょっと心配なのは更衣室です。もちろん、タオルのシェアはご法度です。ここでも密な空間を作らないように、ゆとりのある空間を確保して着替えの時間をずらすことが大事になるでしょう。

プールの経営サイドとしては、プールの水も含め、適切な環境消毒がとても大切になります。ただ、神経質なまでに消毒にこだわりすぎてしまうとスタッフも疲弊しますから（よくあります）、やりすぎには要注意です。日本スイミングクラブ協会がガイドラインを作っていますが、よくできていると思います。こちらもご参照ください（＊３）。

これは水泳に限ったことではありませんが、リスクが高いのはスイマーというよりは、むしろ付き添いの親御さんだと思います。ぼくも親として経験がありますが、見守っている親のほうが密集を発生させやすいんですよね。ちょっと残念かもしれませんが、親御さんは我が子の水泳姿を見るのは断念して、送り迎えなどに徹するのがよいと思います。

十分な人と人との間隔を確保できたり、「おしゃべりをしない」などの環境・ルールが整備できればその限りではないですが、一般的にプールにおいては、十分な観覧スペースって確保が難しいように思っています（日本のプールを網羅的に調べたわけではないので、例外はあるかもしれません）。

プールでも、温泉でも、「感染経路さえ遮断」できればよい

スポーツとは関係ないですが、応用問題として、温泉などの公衆浴場を考えてみましょう。

温泉の温度は場所や浴槽により異なりますが、40℃台のところが多いようです。この温度では、新型コロナウイルスは即座には死にません。

調べた限りにおいては、温泉のお湯から人間に新型コロナウイルスが感染する経路を吟味したシミュレーションなどの研究はないようです。論理的には、感染者の唾液や鼻水がお湯に混じってしまい、その湯気が気道に入って感染する可能性は否定できないと思います。

ただし、これはあくまでも論理的には、という話。リアルワールドで感染リスクを考えるときには、「頻度」を考えるのがとても大切です。大きな公衆浴場で、たまたま偶然コロナウイルス感染者が混じっていて、たまたま偶然その感染者の飛沫がお湯に混じり、たまたま偶然ウイルスが混入した水が湯気になって自分の口に入ってくる可能性は、少なくとも本稿を書いている時点（２０２０年６月末）においてはとても低いと思います。

繰り返しますが、新型コロナウイルスを考える上で、「頻度」「数」を勘定に入れるのは極めて重要なのです。数々の抗体検査が示唆するのは、日本の大都市においての抗体陽性者は０・１％前後、つまり千人に１人くらいか、その前後ということです。

これはあくまでも累計で、過去の感染者を全部足したらそれくらい、という計算なので（ここには専門的にはいろいろツッコミどころはあるのですが、ここでは便宜上無視します）、

「現在」「今」感染している人はこれよりずっとずっと少ないことは容易に推察できます。そういう状況下では、「頻度」として、たまたま入った温泉でお湯から感染するリスクは非常に小さくなるのです。逆に、感染者が非常に多くなった状況下では、温泉はおろか、外出もご法度になるのですが。

日本温泉協会が新型コロナウイルス対応ガイドラインを発表しています（＊４）。熱や咳などの症状がある場合は来館を自粛するなど、ごく一般的な記載に留められていますが、逆に言えば、温泉・公衆浴場での「特別な」コロナウイルス対策というのは存在せず、ごく一般的な感染対策を援用するのがよいのだとぼくは考えます。

その他のスポーツなどでも、基本的に考え方は同じです。感染経路は飛沫と接触。ここから勘案して一般的な感染対策を行います。

中国の武漢で新型コロナウイルス感染が流行していたとき、ぼくは「ジョギングは感染の大きなリスクにはならない。たとえ武漢であっても」と発言したことがあります。これを「とんでもないことだ」と非難した人もいましたが、事実です。

要は感染経路をちゃんと遮断していればいいのです。周りに人がいない環境を確保している限り、ジョギングは感染リスクにはなりません。

現にぼくはほぼ毎朝ジョギングをしています。人と遭遇しない場所と時間帯は選んでいますが。マスクはしていません。武漢であろうが、他の地域であろうが、状況は同じです。ヨーロッパでも多くの地域では、新型コロナウイルス流行時、ロックダウンの最中であっても、ソーシャルディスタンスを確保した形での散歩やジョギングは認められていました。感染経路さえ遮断できていれば、感染症は予防できる。１００年以上前に微生物学の巨人、パスツールが確立した（ほぼ）真理です。だから、我々感染防御のプロは、感染経路をきちんとイメージし、これをいかに遮断するかを感染対策の「キモ」とします。長くやっていると、それぞれの感染症の感染経路はビジュアルにはっきりとイメージできるようになります。

感染経路が「見える」ことの恐怖――専門はさまざま

漫画『もやしもん』（石川雅之著、講談社）の主人公、沢木直保《ただやす》は、「菌を見ることができる（実際にはウイルスも見えてますが）」特異体質の持ち主です。そういう能力、あったらいいなあ、とぼくなんかは思いますが、もちろんぼくには菌やウイルスは裸眼では見えません。

しかし、感染経路はイメージできているので、その経路は（ほぼ）ビジュアルな形で「見えています」。ちょうど、良いサッカー選手がドリブルやパスの経路が「見える」ように（この現象は、ぼくのようなヘボなプレイヤーでも年に数回は起こります）。

　だからこそ、クルーズ船ダイヤモンド・プリンセス号は大変だったのです。ちゃんと感染経路を遮断できるようなゾーニングができていなかったのですから。あちこちにウイルスの感染経路が見えてしまう。

　これは「見える」人にとっては恐怖そのものでしかありません。見えない人には何も感じられないので、これが「伝わらない」のですが、あえて皆に伝わるように申し上げるなら、上水道と下水道が混じっていて、下水入りの水を皆が美味しそうに飲んでいる風景、といったところです。

　ちなみに、感染症の専門領域といっても多岐にわたります。感染症の全領域をすべて網羅している超人的専門家はこの世に存在しません。もちろん、ぼくもすべてを網羅しているわけではありません。

　医学は大きく、基礎医学と臨床医学に分けられます。基礎医学とは、例えばウイルスそのものを研究したり、ワクチンを開発するウイルス学だったり、治療薬を研究する薬理学（あるいはウイルス学）だったりします。ぼくは基礎医学者ではないので、「コロナのワクチンはいつできるのですか」みたいな質問には、「専門家でないのではっきりしたことは分かりません」と申し上げています。

ところで、ワクチンや治療薬、あるいは診断のための検査の効果を検証するのは、基礎医学領域ではなく、臨床医学の専門領域になります。もちろん、開発段階では基礎医学の守備範囲になるのですが、実際に作られた製品のリアルワールドでの吟味は臨床部門で吟味するのです。

例えば、どういう薬がウイルスを殺すのか、を実験室レベルで吟味するのは基礎医学の領域です。しかし、その薬を「患者に投与して」「病気が治るか」を吟味するのは臨床試験であり、その判定は臨床医学の守備範囲です。

もっと言うならば、「ウイルスが死ぬ」と「患者が治る」は同義ではないのです。薬やワクチンの副作用リスクの評価も、それと同時に大切になりますが。

また、古典的な基礎医学、臨床医学のみならず、感染症においては公衆衛生学のもつ意味が大きいです。こちらは個々の患者ではなく、集団における健康が対象となります。その公衆衛生学も、病気の増減や広がりを評価する疫学や、それを数理的に解析したり予測したりする数理モデルの専門家、予防が専門の予防医学などの細かい領域があります。データを解析、解釈する統計学も大切です。

近年は、感染症リスクを上手に伝達するリスク・コミュニケーションの専門領域の重要性も高まっています。特にインターネット、ソーシャルメディアが発達した現代においては、効果的なリスコミは欠かせません。

それから、感染症の伝播には文化、社会学的側面も重要です。例えば、性感染症は性行為で感染が広がりますが、人の性行動の理解は、純粋ないわゆる「理系」学問では不十分で、人類学のようないわゆる「文系」的要素も大事になります。

臓器別のスペシャリストと、臓器横断的なスペシャリスト

臨床医学もさまざまです。

古典的には、日本はドイツの医学を輸入しました。ドイツ医学は伝統的に臓器別に分類しましたので、「感染症」という臨床専門分野は存在しませんでした（今は存在します）。基礎医学の「微生物学」が、「臨床感染症学」も（ほぼ）肩代わりしていたのですね。

例えば、世界初の抗生物質「サルバルサン」を開発した秦《はた》佐《さ》八郎《はちろう》は、ドイツのパウル・エールリッヒや日本の微生物学の巨人、北里柴三郎に師事しました。エールリッヒも北里も、

ドイツの微生物学の巨人、ロベルト・コッホの弟子です。

秦佐八郎はサルバルサンの開発だけでなく、実際の梅毒患者の治療やペスト流行の対策など、臨床家としての活動や公衆衛生活動も行っていました。昔の医学者は守備範囲の広い「ジェネラリストなスペシャリスト」が多かったのですね（詳しくは拙著『サルバルサン戦記』（光文社新書）を御覧ください）。

さすがに戦後は、基礎医学者が患者を診断したり、治療したりということはあまり行われなくなりました（ただし、寄生虫感染など希少なものは基礎医学者が治療をする場合もありました）。

代わりに感染症を治療してきたのは、各臓器別のスペシャリストで、肺炎は呼吸器内科医、腸炎は消化器内科医、足の感染は整形外科医、と各臓器ごとにバラバラに感染症は治療されました。ペニシリンなどの抗生物質が実用化され、普及したこともあって、大抵の細菌感染症はペニシリンなどの投与で上手く治せました。

インフルエンザなどのウイルス感染症にはこれといった治療法が存在しなかったので、「ウイルス」と大雑把に分類されて、「勝手に治るのを観察する」か、「（特に根拠もないけど）抗生物質も出す」という形で対応がなされてきました。

感染症や悪性腫瘍、緩和ケアといった「臓器と関係ない」横断的な診療専門領域が、日本に輸入され普及してきたのは21世紀になってからのこととぼくは認識しています。これは主にアメリカから輸入された概念でした。悪性腫瘍、すなわち「がん」も、あちこちの臓器に発生しますが、日本では伝統的に、各臓器の専門家が治療していました。肺がんは呼吸器外科、咽頭がんは耳鼻科といったように。

臓器別の疾病分類は、特に外科領域では合理的です。喉の手術は、喉の構造とそこでの手術手技を熟知した耳鼻科医に任せるのが一番です。しかし、抗生物質や抗がん剤の使用となると、必ずしも喉の精緻《せいち》な構造とは関係性は密接ではありませんし、むしろ別の知識や経験を必要とします。

そんなわけで近年は、手術は各解剖学的カテゴリの外科医、化学療法は腫瘍内科医、放射線療法は放射線科医といったような役割分担が進んでいます。チーム医療ですね。進化し続ける医学医療の世界で質の高い診療を提供しようと思えば必然でしょう。

ダイヤモンド・プリンセス号の「感染防御の破綻」が理解されなかった理由

同様に、感染症の世界でも、臓器横断的な「感染症の専門家」というのが出てきました。

日本感染症学会は長く学会専門医を輩出してきましたが、その実態は従来、「呼吸器内科」「眼科」といった、もともとの臓器区分の専門家が、追加で「感染症専門医」の資格を重ね取りすることがほとんどでした。ちゃんと全身を診察し、総合的に感染症を診断、治療できる、本当の意味での専門医が育成されるようになったのは、ここ10年くらいのことです。

臨床感染症の分野も、得意不得意の守備範囲があります。多くの感染症専門医は、細菌感染の検査や抗生物質の選択が主戦場です。他にもマラリアのような熱帯地域からの輸入感染症、ＨＩＶ感染によるエイズのような比較的特殊な感染症などを得意とする専門家もいます。感染防御も比較的特殊な分野で、ここを得意とする医者はそれほど多くはありません。感染症の検査や治療薬の選択を得意とする一般的な感染症医でも、病院の感染制御は苦手、という人も多いですし、嫌い、という人も珍しくありません。

日本の感染防御の場合は、むしろ看護師のほうが、厳しい教育課程を経ての認定看護師制度を持っていましたから、病院内の感染対策はどちらかというと医者よりも看護師のほうが得意です（＊5）。

また、医者で感染防御のほうを主にやっている方々の多くは外科医が多く、術後感染予防から感染を専門にするようになったパターンが多いようにぼくは感じています。そのためか、感染症の診断や治療についてはあまり得意ではありません（例外はあります）。

ですから、ダイヤモンド・プリンセス号の感染防御法が破綻していて、それをぼくがYouTubeで指摘したときも、多くの感染症専門医は何が議論されているのか、ピンとこなかったと思います（専門家以外の医療者はほとんど理解できていなかったでしょう）。

例えば、そこではゾーニングの不備が指摘されていたのですが、普通の医者はまず「ゾーニング」なんていう言葉すら聞いたことがなかったでしょうし、感染症専門医でもやったことがある人は稀有でしょう。

そもそも、一般的な病院での通常の感染症診療では、ゾーニングはしませんから。

ですから、感染防御を専らとするタイプの感染症専門家ですら、ゾーニングに知悉《ちしつ》していない可能性は十分にありました。日本環境感染学会の「医療機関における新型コロナウイルス感染症への対応ガイド（第２版改定版 ver.2.1）」にも「ゾーニング」という単語は一度も出てきません（＊６）。コホーティングという言葉は登場しますが、コホーティングは人を対象とした概念で、空間を対象とするゾーニングとは別概念です。

実は、適切なゾーニングは、適切な防護服（ＰＰＥ）使用にも密接に関係していますが、その点はすでに別のところで述べましたね。

もちろん、ゾーニングは非専門的な用語でも、イワタが勝手にでっち上げた言葉でもありません。新型コロナウイルスに関連した感染症対策に対する厚生労働省対策推進本部クラスター対策班接触者追跡チーム（長い！）の「医療機関における新型コロナウイルス感染症発生に備えた体制整備及び発生時の初期対応について（助言）」にも、感染拡大防止対策として「ゾーニング」という言葉が用いられています（＊7）。厚生労働省の「宿泊療養における感染対策」というスライド教材にも「ゾーニング」という言葉が出てきています（＊8）。これは聖路加国際大学の坂本史衣《ふみえ》先生が監修されたものです。

坂本先生は前述の「感染防御」領域のプロ中のプロです。ですから、感染防備の専門領域においてゾーニングという概念は非常に重要、かつ有用なのですが、この概念は医療者の間でも、「感染症専門家」の間でも広く知られていたものではなかったのです。

識者でも、専門領域以外は「にわか」同然

しかし、今や医療者でなくても、ゾーニングという言葉は広く用いられる言葉になりました。富家《とみいえ》恵海子《えみこ》さんが『院内感染』（河出書房新社）という本を書いて、この言葉が人口に膾炙《かいしゃ》したように。

厚生労働省は、新しい感染症である新型コロナウイルス感染を「指定感染症」として、特定の医療機関で診療させようとしました。特に一類感染症を診る医療機関では陰圧をかけることができる個室病室が備えられているので、それが適当と考えたのでしょう。この場合は隔離がなされている個室での診療ですから、ゾーニングは不要です。

そして患者数がもし増えたら、他の医療機関でも診てもらうよう間口を広げていくことを考えていたことが、当時の通知などから推察されます。しかし、そこにも当初はゾーニングという言葉は使われておらず、病院の中でゾーニングが必要になるという発想がそもそもなかったことがうかがわれます。

ツイッターなど、ソーシャルネットワークでも盛んに感染対策について発言している「識者」は多いですが、以上の理由で、実は「識者」といっても、十分な知識や経験を持っている領域もあれば、ほとんど無知な状態で慌てて知識を仕入れた「にわか」と変わらない領域もあります。

ぼく自身も例外ではなく、例えばぼくは数理モデルで用いる基本再生産数（R0）については勉強もしていましたし自分で計算したりもしましたが、実効再生産数（Rt）という概念には無知で、今回のコロナウイルス感染までは知りませんでした。また、自分自身では上手に計算することもできません（簡便な方法ならできなくもないですが）。すでに述べたように、ワクチンの開発などはやったこともありません。

というわけで、感染症のすべての領域において十分な知識と経験とを備えたオールマイティな専門家はほぼ存在しないと言ってよいでしょう。ある部分については知識や経験もあるかもしれませんが、他の領域については「にわか」同然のことも多いのです。

それでも、多くの「識者」は自分の無知を察知されるのは嫌ですから、「昔からそのくらいは知ってますよー」みたいなふりをします。

だから、そういう「識者」が「素人は口を出すな」的な発言をしているのを見ると、ちょっとなー、とぼくは思ってしまうのです。

多くの方は「結局、誰の言うことを信じればよいのですか」と聞いてきますが、以上の理由から、この人の発言なら100％信じてもよい、という人は1人もいないと言ってよいでしょう。

だいたい、全面的に100％信用できる人や、100％信用できない人は、そうそういないものです。まあ、確信犯的なデマゴーグや、常習的な虚言癖の持ち主もいますから、そういう人の発言は基本的に真に受けないほうがよいとは思いますが。

あと、「俺の言うことは100％正しい」と正しさを執拗にアピールする人は、案外信用できない。逆説的ですが。

むしろ、「ここについてはぼくは素人です」とちゃんとカミングアウトできる人は、逆説的に信用できます。それは「知っている」と「知らない」の境界線がちゃんと分かっている人だから。

イワタの感染症医としての歩み

ときに、ぼくについて少し説明しておくと、ぼくはアメリカで感染症のトレーニングを受けました。

アメリカの感染症専門医のカリキュラムは非常によくまとまっているのですが、感染防御のトレーニングが十分でないことも以前から指摘されています（＊9）。アメリカは良くも悪くも分業制がしっかりしているので、感染症診療と感染防御は別系統な病院がほとんどなのです。

ですから、ぼくのようにアメリカでトレーニングを受けて帰国した専門医や、その教え子たちの多くは、感染防御について十分な知識やトレーニング、経験を持っていません。
ところが、非常にラッキーなことに、ぼくは以前から感染防御について学ぶ機会を持っていました。

最初のラッキーは遠藤和郎先生です。ぼくは１９９７年に沖縄県立中部病院の研修医になったのですが、この病院には日本では極めて稀有な感染症科が昔からあり、「しっかりした」感染症教育を行うことで知られていました。アメリカでトレーニングを受けた専門医の喜舎場朝和先生が当時はおいでで、ここでぼくは一般感染症の基本的な診療の原則を徹底的に、徹底的に、徹底的に叩き込まれたのです（分かる人には分かる描写）。

同時に、遠藤和郎先生が院内の感染防御を担当されていました。遠藤先生は、やはり日本感染症界黎明期のパイオニアである青木眞《まこと》先生に師事して、感染症診療のみならず、病院内での感染対策を学んでおいでだったのです。

院内感染が日本で大きく問題になったのは、前述の『院内感染』が出版されてからのことで、この出版は１９９０年のことです。しかし、薬剤耐性菌や院内感染は日本で問題視され始めましたが、この問題と対峙する専門性を持ったプロや対策システムはほとんど存在していませんでした。というか、日本は抗生物質の開発では世界をリードしていたこともあり、医療の世界では、日本の感染症は世界最先端だ、という大きな勘違いをしていたのです。実際には、たくさんの抗生物質が開発されていた（そして、それが不適切に使用されていた）ことが、薬剤耐性菌蔓延の遠因になっていたのですが。

日本の感染防御部門の最高権威の１人、東北医科薬科大学特任教授の賀《か》来《く》満《みつ》夫《お》先生は、「我が国は感染のリスクマネージメントという面では、欧米に比べるとかなり遅れているというのが現状です」と対談の中で述べています（＊10）。抗生物質開発に優れていた日本で、このような危機感を抱いていたプロは、当時稀有なことでした。

ＩＣＤ制度協議会ができ、インフェクションコントロールドクター（ＩＣＤ：感染制御の専門的知識を有する医療従事者）を認定するようになったのが１９９９年（＊11、ただし、ＩＣＤの質は概ね低く、高度な感染防御の能力を有しているとは言えません）。感染管理認定看護師制度がＣＮＩＣという専門的認定看護師を認定するようになったのは２００１年のことです（＊12、こちらは世界的に見ても質が高い）。

１９９７年の段階で、遠藤先生から感染防御について教えていただいたのは、ぼくにとっては奇跡的な僥倖《ぎょうこう》でした。

ラッキーの連続――アメリカでの経験

翌年、ぼくはニューヨーク市のセントルークス・ルーズベルト病院で内科研修医になるのですが、このときも奇跡的なことが起きました。当時、セントルークス病院でエイズを研究されていた稲田頼太郎《よりたろう》先生と、ひょんなことから知己を得たのです。

ひょんなこと、というのは、「イナダヨリタロー」と「イワタケンタロー」の郵便物を間違えられた、というものでしたが（笑）。

現在はケニアでエイズ対策に勤しんでおいでの稲田先生は、セントルークス病院の感染症のプロたちをぼくに紹介してくれました。それが縁で、ぼくは感染症検査が専門のエミリア・ソルデロ先生の指導を受けて、感染防御が専門のナース、バーバラ・スミスとエロイザ・サントスといっしょに感染防御の研究をすることになりました。

ぼくが生まれて初めて学会発表したのも、ＳＨＥＡというアメリカの感染防御の専門学会でしたし、それはやはり感染防御の専門誌に論文化もされました（＊13）。

このときの研究テーマは、「結核患者の隔離の失敗はなぜ起きるのか」というものでした。ぼくは昔から「失敗の研究」に興味があって、「なぜ物事は狙い通りにいかないのか」を、臨床データと取っ組み合って調べたのです。失敗を絶対に認めようとしない無謬体質の厚生労働省とウマが合わないのは当然かもしれません（笑）。

それからぼくは、同市のベスイスラエル・メディカルセンターの感染症フェローになります。前述の通り、アメリカの感染症トレーニングは主に診断と治療に集中しており、感染防御のトレーニングは必ずしも十分なものとは言えません。

しかし、ここでも偶然が起きました。ぼくはたまたま自分の研究指導を感染防御が専門のベス・ラウチャー先生にしてもらい、感染対策室に机を借りてここで長い時間を過ごすことになったのです。

実際の研究は結核性髄膜炎の疫学に関するもので、必ずしも感染防御の研究ではなかったのですが、ここで長い時間を過ごすことで、感染防御について、アメリカのトレーニングカリキュラム以上に学ぶことができました。これもラッキーだったのです。

「城壁」という古典的ゾーニング

さて、そんなわけで、「ゾーニング」といっても、感染症が専門の人間でもその本質は分かってないことは多いのです。ＣＯＶＩＤ‐19がやってくるまでは、ゾーニングを知らなかった感染症「専門家」はたくさんいたでしょう（自分ではそうは言わないと思いますが）。

実際にゾーニングをやったことがある人はほとんどいなかったでしょう。

ゾーニングとは、要するに「感染があると想定すべきエリア」と「感染がないと考えてよいエリア」をきっちり分断しましょう、という概念です。そして「感染がある」と想定すべきをレッドゾーン、「感染はない」と想定すべきゾーンはグリーンゾーンと呼んだりします。

レッドゾーンは、ウイルスなど病原体がいることが前提なので、ガッチガチに守りに入ります。よって防護服（ＰＰＥ）を着用します。

グリーンゾーンは、ウイルスがいないことが前提です。ここではＰＰＥは着けてはいけません。ＰＰＥの表面は汚染され、ウイルスが付いているかもしれないからです。グリーンゾーンには絶対にウイルスを持ち込まない。持ち込めば、そこはグリーンゾーンではなくなります。

古典的なゾーニングは、中世ヨーロッパのペストの流行時に見られたといいます。当時のヨーロッパには城壁都市がありました。中世には「微生物」という概念はまだありませんでしたが、「感染」という現象が起きるのは知られていました。感染者と非感染者を隔絶すること（感染経路の遮断）が感染対策に有効であることも、なんとなく知られていました。

ヨーロッパの人口を３割激減させたと言われるペスト（黒死病）の大流行が起きたとき、

感染者を市民から隔絶するために城壁都市は活用されました。逆に、都市の中に感染者が入ってしまえば大変です。城壁はとたんに意味を失い、街の中は感染者で溢《あふ》れかえってしまいます。

　街の中に感染者（と病原体）が入り込むとどれだけ悲惨なことが起きるかは、アルベール・カミュの小説『ペスト』やルキノ・ヴィスコンティの映画『ベニスに死す』（原作はトーマス・マン）でよく理解できます（『ベニスに死す』のほうはコレラですが）。

シエラレオネでのエボラ流行時の感染防御

ゾーニングは、２０１４年から西アフリカで流行したエボラ出血熱でも活用されました。ぼくは14～15年にかけて１カ月ちょっとシエラレオネにいました。エボラは国中に蔓延しており、ただでさえ少ない病院ではとても対応できない大問題でした。よって、各国の協力でエボラ治療センター（ＥＴＣ）を作って、患者をそこで治療したのです。

　エボラウイルスは、新型コロナウイルスよりも感染管理は簡単で、基本的に感染経路は「接触」のみです。患者（とその体液）に触らなければ、感染しません。よって、ゾーニングもシンプルで、「患者のいるゾーン」と「いないゾーン」に分けていました。

とはいえ、致死率が非常に高いエボラに感染するのは文字通り「命取り」になりますから、レッドゾーンに入るときはガッチガチの宇宙服のようなＰＰＥを着用します。でも、グリーンゾーンにいるときは普通のスクラブで大丈夫。向こう側に患者が見えていても、大丈夫。我々は普通の服で、机越しに患者に薬や食事を渡していました。エボラは「空気感染」しませんから。

ぼくはシエラレオネでもギニアとの国境に近い「コノ」という場所で主に活動していました。世界保健機関（ＷＨＯ）のコンサルタントとして、感染防御や治療の専門家として行きました。ＷＨＯ単独で行動するのではなく、ＵＮＩＣＥＦやアメリカのＣＤＣ、英国の軍隊など、たくさんの機関と共同作業していました。

ある日、アメリカＣＤＣの疫学者と一緒に病院の周囲を歩いていると、そこに看護師さんがふたり、宇宙服のようなＰＰＥを着けて歩きまわっていました。

ぼくらは戦慄《せんりつ》しました。すでに述べたように、ＰＰＥはレッドゾーンでのみ着用すべきで、グリーンゾーンでＰＰＥを着用するというのは、エボラウイルスをグリーンで撒《ま》き散らすような行動だったからです。ぼくは隣りにいたＣＤＣのＴさんに言いました。

「やばいよね」

「うん、やばい」

大慌てで、この病院の介入に取り掛かりました。

その看護師さんたちの勤務する病棟では、エボラの院内感染が多発していました。ぼくらはゾーニングを再設定し、ウイルス汚染の恐れのあるベッドなどを燃やし、スタッフへの再教育で「ＰＰＥは着ればよいものではない」ことを再度念を押し、院内アウトブレイクを調査してその原因と打開策を追求しました。

シエラレオネではたくさんの国から来たたくさんの団体の、たくさんの人たちと一緒に仕事をしました。国連組織、ＣＤＣ、国際赤十字、国境なき医師団（ＭＳＦ）、尊敬する医師ポール・ファーマーが主催するパートナーズ・イン・ヘルス（ＰＩＨ）などなど。

疫学、感染防御、感染治療などそれぞれの専門分野は異なれど、みなプロ集団でした。専門知識や概念は共有されていたので、恐ろしいウイルス感染を相手にしていても、チームで仕事をするという点ではまったくストレスはありませんでした。相手はぼくの言うことややることを理解していましたし、ぼくも皆の言うことやることを理解していました。

もちろん、見解の相違や、意見の対立はありましたが、それは「感染症学」という同じプラットフォームのうえでの、同じ土俵の上での相違や対立でした。対立であっても、それは土俵の上で相撲を取るようなもので、お互いにやっていることは理解し合えていたのです。

クルーズ船には「やばさ」を共有できる人がいなかった

ところが、これができなかったのが、クルーズ船ダイヤモンド・プリンセス号でした。

いろんなデマが飛ばされたので、まず誤解を解いておきますが、ぼくはダイヤモンド・プリンセス号に「無断で」潜入したのではありません。厚労省の官僚に打診をし、入船の了解をいただき、船外のＤＭＡＴ本部で受付を済ませ、ＩＤバッジももらい、厚労省の背広を着た官僚に「ついてきてください」と言われて、ついていって船内に入りました。

ところが、中には驚きの光景が待っていたのです。

確かに船内はレッドゾーンとグリーンゾーンというゾーニングらしきものはあったのですが、両者は交差していて、空間的に混じり合っていました。おまけに、グリーンゾーンにはＰＰＥを着用した人が入っていて、レッドゾーンには背広にマスクだけの官僚や検疫所職員が闊歩していました。感染リスクのある船員たちがその間を歩き回ってもいました。それは臨床感染症学的には完全に混乱した場所でした。

ぼくはそのとき医療用マスクを着用していただけだったのですが、今自分がいる場所がウイルスのいない安全な場所である、という確信が持てなくなりました。アフリカではエボラ感染の恐怖を感じることはほとんどありませんでしたが、ダイヤモンド・プリンセス号のなかで、ぼくは「これはコロナに感染するかもしれない」と本気で心配になりました。

しかし周囲の医療者や官僚たちは、ぼくが不安げに青ざめているのをよそに、まるで感染を気にしていないかのように仕事をしていました。顎《あご》にマスクをかけて携帯電話で怒鳴っていたり、物を運んだり。皆、ものすごく忙しそうにしていました。疲れて、ややヒステリックにもなっていました。

シエラレオネにいたときは、隣にＣＤＣの疫学者Ｔさんがいました。彼に、

「やばいよね」

と言えば、

「うん、やばい」

と返ってきました。

が、この「やばさ」を共有できる人が、船内にはいませんでした。ウイルスは目に見えませんから、「汚染」のひどさが一般人には理解できません。感染症のプロであれば、ここに、あそこに、ウイルスがいるかもしれない場所が予見でき、その「汚さ」が理解できるのです

が、ぼくが感じるその「汚さ」の感覚を共有できる人が、ここにはいない。

＊　＊

沖縄県立中部病院の遠藤和郎先生が、「イワタ、感染症的な『きれい』は、カーテンが真っ白とかそういうことじゃないんだぞ。よく分かっとけよ」と笑顔で教えてくれたことを思い出しました。研修医だったぼくは、そのとき、正直、遠藤先生のいう「きれい」をよく理解していませんでした。そう、感染症的な「きれい」を感得するには、年季がいるのです。

ぼくは、船内の感染対策が全然うまくいっていない、という話を、誰とどうやってできるのか、迷いました。アフリカと違い、話は通じない。日本語は通じるのに。同じ土俵で議論もできない。土俵の上で仕切りの型をとっていると、後ろからドロップキックが飛んでくるような状態です。

実はこのとき、船内には感染症のプロがわずかにいました。この人物とはその「やばさ」をそれなりに共有できました。が、後日、この方から電話がかかってきて、「自分と船内で会話したことは絶対に話してくれるな」とかなりきつい口調で突然言ってきたのでした。

ぼくはその日、あれやこれやの疲労でベッドで寝込んでいたので、半分寝ぼけたままで

「いったい、なんの話をしてるんだろう」と思いましたが、ようやく「自分がイワタと船内で話をしたとか、外部に漏らしてもらっては困る」という話をしたいのだ、と理解しました。その理由もさらに後になって理解しましたが、まあ、ぼくはそういうことには頓着しないので、「分かりました」と答えました。こういう例外はありましたが、とにかく船内では感染症学の基本的な「常識」が通用しない状態でした。

感染症学を学んでいない方に、この感覚をお伝えするとき、ぼくはこの章の最初の方でも書いたように、「上水道と下水道が混在していて、下水で汚染された水を美味しそうに人々が飲んでいるような感じ」と申し上げています。

結局、船内のぼくの言動を不愉快に感じた何者かによって、ぼくは数時間後に船から追い出されてしまいます。まさに、「後ろからいきなりドロップキック」でした。

おまけに、「ぜひ（感染リスクの高い）クルーズ船内の本部を船外に出してください」とまで、ぼくに請願した厚労省の官僚は、その舌の根の乾かぬうちに「そもそも船内の感染対策はしっかりできていた。完璧ではないにしても」と、いかにも官僚らしい、どうとでもとれる言い逃れをソーシャルメディアに表明し、これでぼくはすっかり、デマを撒き散らしている、感染症学の基本も知らない愚か者であるかのような印象操作をされ、そのように吹《ふい》聴《ちょう》されてしまいました。

ＤＭＡＴやＤＰＡＴ、検疫所や厚労省の職員にも感染者が出て、クルーズ船内の感染対策は「できていた」どころか、極めて危ういものだったのですが、それは完全にスルーされましたし、その後、乗員や乗客から感染が発生していた事実ももみ消されて、「感染は検疫隔離前に起きていたことだ」という「物語」だけが流布された、というのはすでに申し上げたとおりです。

【註】

（＊１）Bonadonna L, La Rosa G. A Review and Update on Waterborne Viral Diseases Associated with Swimming Pools. Int J Environ Res Public Health. 2019 Jan.
https://www.ncbi.nlm.nih.gov/pmc/articles/PMC6352248/　閲覧日２０２０年６月19日

（＊２）Safe Recreational Waters II - Ch 3. World Health Organization.
https://www.who.int/docstore/water_sanitation_health/Recreational_water/htm/Volume2/

recreatIIs-chap3.htm　閲覧日２０２０年６月19日
（＊3）http://www.sc-net.or.jp/pdf/COVID19_Guidelines.pdf
（＊4）https://www.spa.or.jp/news/general/4412/
（＊5）https://nintei.nurse.or.jp/nursing/qualification/cn
（＊6）http://www.kankyokansen.org/modules/news/index.php?content_id=343
（＊7）https://www.mhlw.go.jp/content/000627464.pdf　２０２０年４月27日
（＊8）https://www.mhlw.go.jp/content/10900000/000622781.pdf
（＊9）Iwata K, Doi A. A qualitative study of infectious diseases fellowships in Japan. Int J Med Educ. 2016 Feb 21;7:62-8.
（＊10）「座談会　現代医療下における感染症制御」『日本内科学会雑誌』第89巻第11号、２０００年　85－100頁
（＊11）http://www.icdjc.jp/gaiyo.html
（＊12）https://nintei.nurse.or.jp/nursing/qualification/cn
（＊13）Iwata K, Smith BA, Santos E, Polsky B, Sordillo EM. Failure to Implement Respiratory Isolation: Why Does it Happen? Infection Control & Hospital Epidemiology. 2002 Oct;23(10):595-9.

ファイル6
楽器、音楽、コンサート——リスクヘッジの方法

「一般解」と「特殊解」に分けて考える

もしも～ピアノが～弾けたなら～♪

……というわけで、ぼくは音楽関係についてはいろんな意味でド素人です。歌もろくに歌えませんし、どの楽器もまともに扱えません。

また、音楽業界の仕組み、構造も知りません。どのくらいの頻度でどのくらいの集客力のある場所でどういう金額でのコンサートをやる、やり続けるのが、アーティストや音楽関係者たちの生活を支えるのに必要なのかも、存じません。

もちろん、ぼくも音楽を鑑賞しますけれども、どちらかというと家でレコードを聞く「ひ

きこもり」派で、ライブハウスに行ったり、好きなアーティストを追いかけたりする習慣を持ちません。

ですが、先日もある方面から「安全にコンサートを開催するには」という問い合わせを受けていたので、素人なりにいろいろ調べてみました。

こういうときは、「一般解」と「特殊解」に分けて考えるのが大事です。

一般解とは、音楽に関係なく、集団を形成することで生じる新型コロナウイルス感染のリスクと、そのリスクヘッジの方法です。

特殊解は、コンサート会場であること、音楽活動をやること「そのもの」がもたらす特殊なリスクです。おそらくは、楽器演奏がこれに当たるのではないかとぼくは想像します。

楽器演奏については、すでに株式会社ヤマハミュージックジャパンが新日本空調株式会社と実験しています。これを拝見すると、直感的にはたくさんの飛沫を撒き散らしそうな印象のある管楽器の演奏――トランペットとかトロンボーンとか――は、実はそれほど大量の飛沫を発生させないことが分かりました。頭の中で考える演繹法（机上の空論とも言います）だけでなく、ちゃんと実証してみる「帰納法」って大事ですね（＊1）。

むしろ、問題は合唱などの「歌う」行為です。すでに、コーラスによるコロナウイルス感染のアウトブレイクが報告されています（＊2）。

リスクゼロ、を希求するならば、やはり合唱など歌唱を伴う発表会は中止するしかないのですが、それはコミュニティの感染の程度との相談です。ウイルスがほとんど存在しない地域であれば、集団の数を減らし、時間を短くし、換気を十分にするという形でコンサートを開催できるかもしれません。

そんなわけで、コンサート、その他の音楽活動においては、一般的な新型コロナウイルス対策を行うことが、最も堅牢かつ現実的な感染対策なのだと考えます。

基本的なことを地味に行うことが大切

新型コロナウイルス感染対策では、「数」とか「状態」の把握が大事だと繰り返し申し上げています。コミュニティで感染が蔓延している状況では、どんなイベントも中止せざるをえません。

幸い、本稿執筆時点（２０２０年６月末）では、日本ではほとんど新規の新型コロナウイルス感染が発生していません。また、たとえ発生していても、クラスターとして追跡できるものが大多数です。

このような状況では、そうしたクラスターに所属しない一般市民の間で感染がどんどん広がって、という可能性は非常に低いです。また、数々の抗体検査の結果は、「日本に住んでいる人のほとんどは新型コロナウイルスに感染していなかった」ことを示唆しています。海外のように住民の1割とかそれ以上が感染していた、みたいな事実はないのです。

ですから原則的には、「こういう状況下では」、どんな社会活動も普通にやってよいとぼくは考えます。ウイルスがいないところでは、ウイルス感染は起きない。単純な理屈ですが、感染症学の基本中の基本です。

アメリカのＣＤＣが6月12日に、イベント、集会を行う際のガイドラインを出しています（＊3）。ざっと読んでみても、特別なことが少しも書いていません。ということは、イベント、集会を行う場合にも、「基本的なこと」を地味にやることが大事だし、地味にやる以外にこれという決定的な対応策はないのです。

例えば、布マスクや医療用の不織布マスクは周りからの感染を防ぐ能力は乏しく、むしろ感染者が周りに感染を広げないために着用するものです（よく誤解されていますが、ＷＨＯもＣＤＣも「マスクをしろ」と主張しているのではなく、「外出せざるをえず、かつソーシャルディスタンスが保てないときは次善の策として行え」と言っています。感染経路の遮断こそが感染防御の基本であり、その遮断能力に乏しいマスクは、ステイホームやソーシャルディスタンスの「代わり」にはなりえません）。

すでに述べたように日本では、「現在」、感染者はコミュニティで非常に少ないと考えられますから、「あなた」がマスクを着用することで得られる利得はほとんどありません。

ありませんが、おそらくソーシャル・アタイア（社会的装い）として、マスクの着用が要請される可能性は高いです。ジャケット着用のレストランでジャケットを着用するようなノリで、スタッフや客はマスクを着けることになるかもしれません。

でも、ライブで興奮して息苦しくなったら、マスクを着けるリスクのほうが増しますから、取ったほうがいいでしょう。

ミュージシャンのほうはマスクを着けて歌ったり演奏したりは大変でしょうから、必要ありません。距離をしっかり確保していればいい。通常の飛沫感染対策（ソーシャルディスタンス）で十分です。

マスク以外の方法も、同じ理由で不要だと考えます。フェイスシールドとか、お店のアクリル板やビニールみたいな。そういうのがあると、音響上も良くない気がしますし（音響については素人なので、適当なことを言っています）。

一般的なコロナ対策が、音楽関係のコロナ対策と同義

過去のライブハウスでの感染を考えると、人と人との距離（ソーシャルディスタンス）と接触感染予防（頻回な手指消毒）、そして適切な換気が重要で、要するに「一般的なコロナ対策」が「音楽関係のコロナ対策」とほぼ同義になります。席がツメツメにならないよう、肩と肩とがすりよったりしないよう、もちろん、ハグなどもないような環境が大事です。そういうタイプのライブをぼくはよく知らないので、ファンにどのくらい許容できるかははっきりは分からないのですが。

適切な換気の頻度もまだはっきりとは分かっていませんが、すでに何度も申し上げているように、「今の」日本で感染者がたくさんいる可能性は非常に小さいので、曲の最中に換気をするような無粋な真似はしなくてよいと個人的には思います。

空間と時間こそが感染対策の要諦なのですが、時間も大事ですね。よって、朝から晩まで演奏したり、何日も興行する「フェス」のようなタイプのイベントは実施困難だと思います。

全国公立文化施設協会がガイドラインを定めています（＊4）。また、コンサートプロモーターズ協会、日本音楽事業者協会、日本音楽制作者連盟が「無観客公演」のガイドラインを

定めています（＊5）。

無観客も、スポーツ同様、当初のリスクヘッジとしては妥当性が高いものですから、興行上のフィージビリティ（実行可能性）が許せば、一つの選択肢だと思います（会場までの歩行がしばしば集団を作りますし）。

＊追記

本書のゲラチェックの時点までに、クラシック音楽公演運営推進協議会、日本管打・吹奏楽学会が「クラシック音楽演奏・鑑賞にともなう飛沫感染リスク検証実験　報告書」を発表しました（8月17日）（＊6）。各楽器の演奏時の微粒子を測定する実験です。

これによると、フルートやオーボエ、クラリネットなどの管楽器では、楽器先端部でこそ微粒子を測定するものの、距離が離れた測定点では微粒子の検出はなかったようです。微粒子発生の多かったトランペットやトロンボーンですら、2mの距離をとれば測定はわずかになりました。バイオリンなどの弦楽器も（予想通り）周囲への微粒子の発生はわずかでしたし、声楽ですら、口元以外からの微粒子の測定はわずかでした。ぼく自身がクラシック音楽に詳しくなく、実験系と「リアルワールド」の違いを十分に知悉しているとは言えないのですが、少なくともこのデータを見る限り、観客席でのソーシャルディスタンスや「ブラボー」などの声がけを控えた形でのクラシック・コンサート開催は可能なのでは、と考えました。他の領域の音楽ライブなどでも同様のデータが集積されるとよいな、と思いました。

【註】

（＊1）https://jp.yamaha.com/products/contents/winds/visualization_experiment/index.html
（＊2）Hamner L. High SARS-CoV-2 Attack Rate Following Exposure at a Choir Practice — Skagit County, Washington, March 2020. MMWR Morb Mortal Wkly Rep. 2020; 69. https://www.cdc.gov/mmwr/volumes/69/wr/mm6919e6.htm　閲覧日２０２０年７月２日
（＊3）https://www.cdc.gov/coronavirus/2019-ncov/community/large-events/considerations-for-events-gatherings.html
（＊4）https://www.zenkoubun.jp/info/2020/pdf/0514covid_19.pdf
（＊5）https://www.acpc.or.jp/pdf/COVID-19/20200527_01.pdf
（＊6）http://www.jas-wind.net/pdf/20200817kekkaCOVID-19musicultureproject.pdf

ファイル7　治療について

治療効果の吟味は「比較」から始まる

最後に、COVID-19の治療についてコメントしておきます。ただ、本稿執筆時点（2020年7月3日時点）では「これだ」という決定打がないのが現状です。たくさんの治療薬の効果が話題になっていますが、それは決定打が存在しないことの逆説的証左と言えましょう。女性週刊誌で毎週のように「新しいダイエット法」が話題になるようなものです。

以下、今のところ分かっている治療について、簡単にまとめておきます。

ただ、治療の研究は進歩が激しいので、本稿執筆後も新しい論文、データが多々出てくるであろうことは申し上げておきます。興味のある方は、最新論文も読んで知識をアップデートしてください。

さて、まず基本的なところをお話ししておきますが、**治療の効果**を吟味するエビデンスは、

比較

からできています。つまり、Aという治療をやった群と、やらない群の比較です。

比較は必須です。単に患者さんにAという治療を提供しただけでは、治療の効果は分かりません。特にCOVID-19は、大多数が「自然に良くなってしまう」病気です。Aという治療薬が効果を示したのか、単にAという薬を飲んだ患者が自然に良くなってしまったのか。治療行為だけを観察していたのでは、両者を区別することはできません。いわば、因果関係と前後関係の区別、と言ってよいでしょう。

次に、「**効く**」**の**「**意味**」を確認する必要があります。

一番よい「効く」は、パワフルな「効く」です。例えば、

死ぬ

が、

死なない

になるとか。これは「死亡を回避する」というパワフルな「効く」になります。
パワフルさが足りない「効く」もあります。例えば、

体温38℃

が、

体温37・5℃

になる、はどうでしょう。まあ、効果といえば効果かもしれませんが、それほどパワフルな効果ではありませんね。

新型コロナは「治療効果を示すのが難しい」やっかいなウイルス

さて、ここからが難問です。

多くのウイルス感染は、感染早期、発症早期に治療するのがよいとされます。「早期発見、早期治療」です。ＣＯＶＩＤ－19も例外ではなく、効果的な抗ウイルス薬、あるいは別のメカニズムの治療薬は、発症早期に用いてこそ、その効果を発揮しやすい。感染が進行して、重症化して、肺の炎症や血栓形成が進み、サイトカインと呼ばれる体内物質が体中に炎症と臓器障害を起こしてからでは、いくらウイルスをやっつけても、体は回復しにくい。

しかし、先ほども言いましたように、ＣＯＶＩＤ－19は8割がた、自然に治ってしまう、全体で言えば「軽い」感染症です。一部の患者だけが重症化してしまう。「自然に治ってしまう」病気を「さらに良くする」のは困難です。

よって、ある治療薬を「発症早期」に試してみた場合、この治療薬の効果を示すのは容易ではありません。それは、シンプルに「自然に良くなる病気をさらに良くするのは難しい」という事実から来ています。

かといって、重症患者に的を絞るのも問題です。

重症患者に的を絞れば、パワフルな効果、例えば「死ぬ」を「死なない」に転じる効果を示しやすくなります。「死なない」病気を「さらに死ななく」するのは困難ですが、「死ぬ可能性が高い」病気を「死ににくい」病気に転じる効果は、統計的には示しやすいからです。

しかし、多くの場合、重症化は発症後１、２週間経ったころに起きます。重症者ではすでに臓器障害や呼吸機能障害といったいろいろな問題が発生しており、これをひっくり返すのは、単にウイルスの活動を抑えるだけでは難しい。「遅れた治療を取り戻す」のは難しいのです。

というわけで、新型コロナウイルスは、感染症薬の治療効果を示すのが本質的に難しい、とてもやっかいなウイルスということになります。ほんと、こいつ、たちが悪い。

統計的な差と、臨床的な差

さ、そういうわけで、いろいろ大変なのですが、治療薬を検討していきましょう。見当ポイントは以下のようなものです。

・薬のメカニズム
・誰に薬を用いたか
・比較はあるか
・結果はなにか

なお、「結果」については「統計的な有意差があるかどうか」が一つのポイントになりますが、「臨床的に意味のある差」かどうかも、さらに重要なポイントになります。

統計的な有意差とは、「まぐれではないと考えるほうが妥当な、確実な差」ということです。

阪神タイガースが読売巨人軍と戦ったとしましょう。本稿執筆時点、２０２０年７月３日の段階で、絶賛最下位の阪神（涙）と同日トップを走る巨人との伝統の一戦です。もはや伝統の一戦と呼んでいるのは関西の人だけなのかもしれませんが（涙）。

さて、第１戦、阪神勝ちました。巨人、負けました（＊注。この物語はフィクションであり、実在のチームとは関係ない話です）。

果たして、この結果を見て「阪神は巨人より強い」と結論づけてよいでしょうか。

いいえ、そうは言えません。一回くらいの勝ちは「まぐれ勝ち」ということがあるからです。

では、第2戦。阪神、またもや勝ちました。これではどうか。

2連勝くらいでは、まだまだまぐれの可能性があるでしょう。

では、3連勝は？

両者の力に「差がない」と仮に考えてみましょう。引き分けを無視すると、阪神が勝つ確率は5割、巨人の勝つ確率も5割です。つまり、1／2と1／2です。

ということは、阪神3連勝の確率は、「1／2×1／2×1／2＝1／8＝0・125」です。12・5％。ま、3連勝くらいはまぐれでも起きそうな話です。

4連勝は？　同じように計算すると、6・25％です。決して奇跡的なミラクルな確率ではありません。

5連勝は？・？・？　3・125％です。つまり、5％未満ということになります。

通常、ぼくらの領域では習慣的に（あくまで習慣的に、ですが）、「差がない」という仮定のもとでの5連勝……その確率は両者に「差がない」場合は5%未満なのですが……は「まぐれにしてはできすぎ」「まぐれじゃないだろう」と考えます。これが「統計的な有意差がある」という意味です。イエイ、やっぱ阪神、強かった（ぼくの頭の中の妄想では）。

ところが、野球というのはそんなに「勝ち」と「負け」だけで強さを判定しませんよね。

仮に巨人が阪神に、

25対0

のコールド勝ちをしたとしましょう（あくまで、ぼくの妄想世界の話です）。これだと、ズルをしているのでなければ、

巨人のほうが強い

と考えるのではないでしょうか。「いやいや、もう1戦やってみないと、どっちが強いかは分からん」と言うのは、そうとう、現実世界が見えていないか、極端に負け惜しみな涙目

のファンだけなのではないでしょうか。
治療薬の効果は、「比較」がなければいけません。その比較は、先ほどもご紹介した、

統計的有意差があるかどうか

と、

臨床的な差があるかどうか

を見ます。統計的な「差」は「まぐれじゃないかどうか」の判定結果であり、「臨床的な差」は、さっきの「何点差で勝ったか」みたいな「差」のことです。どちらも大事な概念ですが、より重要なのは実は後者です（この点は、プロの医者ですら、ときに勘違いしています）。

アビガンの治療効果は？

さ、では実際に見てみましょう。

まずは、日本で開発され、故に日本でとても注目されたファビピラビル、いわゆる「アビガン」です。

アビガンはもともとインフルエンザの治療薬として開発された抗ウイルス薬です。ＲＮＡというタイプの遺伝子に作用する酵素をブロックしてウイルスをやっつけます。そのため、多くのＲＮＡウイルス（ＲＮＡという遺伝子を持つウイルス）を抑制します（＊1）。

ただし、「ウイルスをやっつける」と「病気が治る」は同義ではありません。もちろん、臨床屋としては後者のほうがずっと大事です。

では、臨床試験の結果はどうか。

中国で1～2月に比較試験が行われています。発症してから7日以内に試験に参加しており、重症者は除外しています。「結果」は治療14日後のＣＴ画像の改善などです。なお、比較群は、これも当初ＣＯＶＩＤ-19治療に使えるのでは？　と考えられていた抗ウイルス薬、ロピナビル／リトナビル（商品名カレトラ）でした。

80人が臨床試験に参加しました。結果、アビガンのほうがカレトラよりもＣＴ画像の改善が著明、かつ統計的に有意な差があったのです（＊2）。この論文はデータの扱いに問題があるとのことで、一旦取り下げになりましたが、後日再発表されました。

いずれにしても、ぼくらは患者さんを治したいので、CT画像を治すのは目的ではありません。「結果」は非常にソフトなもので、この臨床データをみて、「やっぱ、アビガンだよね」とはプロの感染症屋は思わないでしょう。重症例が除外されているのも問題です。

査読付きの論文ではないプレプリントと言われる論文ですが、アルビドール（Arbidol）という別の薬と比較した研究もあります。やはり中国からの論文で、治療7日後の症状の改善を「結果」と設定していました。しかし、両者の臨床症状の改善には「統計的な差」はありませんでした（＊3）。

日本でもアビガンの効果を検証する臨床試験は行われています。が、その多くは臨床的な意義は小さなもので、例えば「軽症、無症状患者のウイルス量の減少」を検証する研究だったりします（＊4）。本稿執筆時点では、この研究の結果は論文化されていませんが、いずれにしても、検証しているのは基礎医学の領域により近い「ウイルス」のデータで、「患者の病気が良くなる」といった（臨床目線では）より大事な問題を検証しているわけではありません。

アビガンは安倍首相（当時）も効果を期待し、厚生労働省は当初緊急承認をもくろんでいました。しかし、思ったような効果が臨床試験で示されていないことや、催奇形性《さいきけいせい》など、望ましくない副作用の懸念があること、さらに日本で感染者が減ってしまい（まあ、これは良いことなのですが）、臨床試験への参加者のエントリーが滞ってしまったことなど、いろいろな理由から承認が先延ばしになっています（＊5）。仮に承認されたとしても、現時点でのデータを見る限り、臨床医が積極的に使いたいような薬にはなりにくそうです。

レムデシビルはどうか？

次に、レムデシビル（ベクルリー）です。こちらはもともとエボラ出血熱治療のために開発された抗ウイルス薬です。すでに日米両国で特例承認されています。5日間の治療で約25万円という高額な薬でもあります（＊6）。

レムデシビルは、アビガンと異なり、かなり質の高い臨床比較試験が複数行われています。

一つめは、臨床医学のトップジャーナル、『The New England Journal of Medicine（ＮＥＪＭ）』に掲載された論文です（＊7）。千人以上の患者をエントリーした、かなり規模の大きな試験です。

「症状の改善」が、求める「結果」です。レムデシビルでの治療群の症状改善にかかった中央値は11日、プラセボ群では15日で、両者にははっきりした差がありました。また、死亡率も7・1％と11・9％と、4％以上の差がありました。こちらは統計的な差はなかったですが、4％も死亡リスクが下がることはとても大きな成果だと臨床屋のぼくは思います。

　レムデシビルは飲み薬のアビガンと異なり、注射で投与しますから、基本的に入院患者が対象となります。死亡リスクという意味の大きな効果を検討できたのは、そのためでもあると思います。

　ただし、話はここでおしまいではありません。

『The Lancet』という、こちらも超一流の臨床医学専門誌がありますが、こちらに掲載されたレムデシビルの臨床試験では、実は効果が否定されているのです（＊8）。こちらも入院患者を対象にした臨床試験で、とくに酸素が肺に十分に届いていない重症患者をターゲットにしました。237人が参加しています。

　で、こちらも臨床症状の改善を見ているのですが、比較群と比べて差が出なかったのですね。あと、死亡率も、14％対13％と差が出ませんでした。1％の違いは誤差範囲内と考えるので、こういう違いを専門家は「意味のある違い（統計的有意差あり）」とは考えないのです。

　というわけで、レムデシビルは２つの臨床試験で異なる結果が出てしまいました。

　実は、こういうことはしばしばあります。レムデシビルの効果が圧倒的ではないがために起きるわけで、勝ったり、引き分けだったりするのです。

　とはいえ、現段階では最も期待されているＣＯＶＩＤ－19の治療薬がレムデシビルだとは言えます。先に述べたように注射薬ですから、入院患者が対象となりますが、お値段が高いのと、販売しているギリアド社がどこに供給するのかが不明確なのもあり、今後、どのようにこの薬が活用されるのかははっきりしません。

イベルメクチンは論文を撤回

　さらに注目されていたのが、寄生虫感染に使われてきた薬、イベルメクチンです。これは２０１５年にノーベル生理学・医学賞を受賞した大村智先生も開発に寄与された薬です。

　イベルメクチンはウイルスそのものへの作用というより、人間の細胞のタンパク質に作用して、ウイルスが侵入するのを阻害する効果があると言われています（ただし、このメカニズムはあくまでも仮説のひとつです）（＊９）。

で、このイベルメクチンを使うとコロナウイルス感染に有効では、という臨床研究が発表されました。なんと、死亡率が6分の1にまで低下したというのです。すごい効果です。そこでイベルメクチンは、多くの専門家に注目されるようになりました。

ところが、この研究、アメリカのデータ分析会社「サージスフィア」が患者データを提供していたのですが、データの捏造《ねつぞう》が強く疑われるようになりました。サージスフィアは他にもいくつかの論文に寄与していたのですが、いずれの論文も採択を撤回されてしまいます。イベルメクチンの論文は、まだ査読付き論文として承認されていなかったのですが、この論文も撤回されることが決まりました（＊10）。

北里大学がイベルメクチンを使った臨床試験を計画しているそうですが、現段階ではこの薬をＣＯＶＩＤ-19に使うべき根拠はありません。ＣＯＶＩＤ-19は、医学領域のダークサイドも顕在化させてしまっています。本当に恐ろしいウイルスです。

ヒドロキシクロロキン、トシリズマブは？

同様に、アメリカのトランプ大統領が「自分も飲んでいる」と宣言して注目されたヒドロキシクロロキン。もともとはこれもマラリアのような寄生虫感染や、関節リウマチのような自己免疫疾患（自分に自分で炎症を起こして痛くなったり腫れる病気）に使う薬でしたが、こうした薬単独、あるいはアジスロマイシンという抗生物質との併用も注目されていました。が、この研究もやはり、サージスフィア社の扱うデータの捏造が問題になりました。当初は『The Lancet』に掲載されたのですが、撤回となってしまいました（＊11）。

ＣＯＶＩＤ－19は肺などで激しい炎症を起こすため、この炎症を治療すればいいのじゃないか、というアイデアも出ています。

例えば、インターロイキン6という名前のサイトカインをブロックする抗体、トシリズマブ（アクテムラ）を使ったらどうか、という研究が行われました。皮下か静脈内に注射する薬です。

これは比較研究ですが、「後ろ向き研究」といって、計画して治療群と比較群に分けて治療して比べてみる、のではなく、すでにトシリズマブで治療した患者のデータを、トシリズマブを使わなかった患者と比較する研究です。人工呼吸器を使用した患者も入っている、重症患者がターゲットです。

すると、死亡率は7％対20％と、トシリズマブを使ったほうが13％も死亡リスクが少ないことが分かりました。これは非常に大きな数字です（＊12）。

後ろ向き研究は、「治りそうな患者に薬を使っちゃう」といった医者の思いが介在することもあり（バイアスと言います）、額面通りに受け取れない場合もあります。よって、これでトシリズマブが決定打、と決めつけてよいかは分かりませんが、今後の研究に期待がかかっている選択肢の一つです。

アクテムラも日本で開発された薬なので、そういう意味でも日本では特に注目されています。他にもＪＡＫ阻害薬、ＴＬＲ４拮抗薬など、複数のサイトカインの阻害薬が治療候補にあがっています。

ステロイド、タンパク分解酵素阻害薬、抗体……

もっと古い炎症抑制薬も効果的かもしれません。ステロイドです。

ステロイドの一種、デキサメタゾンを使用した臨床試験が行われました。まだ、査読は受けていませんが、プレスリリースが査読に先駆けて行われています（＊13）。

６０００人以上の患者が、注射薬のデキサメタゾン群と比較群に分けられました。人工呼吸器を使っている患者の死亡率は29％対40・7％と10％以上減っていました。人工呼吸器なしで酸素投与だけの場合でも21・5％対25％と3％ちょっと減っています（＊14）。

本書校正時点（２０２０年８月末）では『The New England Journal of Medicine』にこの研究（RECOVERY Trial）は正式に掲載されました（＊15）。現段階では臨床現場でもっとも「役に立っている」治療法と言えるかもしれません。

レムデシビルやアクテムラと違い、デキサメタゾンは昔からある、非常に安価な薬です。ぼくがお手伝いしている指定医療機関でも、本研究同様に、酸素を要している中等症以上の患者では、基本的にデキサメタゾンを投与して治療しています。

同様に、シクレソニド（オルベスコ）という吸入ステロイド薬にもＣＯＶＩＤ-19治療効果があるのでは、という臨床報告もありますが、まだ比較試験によるエビデンスはありません。日本でも臨床試験が進行中のようですが、軽症・無症状者を対象にしたソフトな研究のようで、「決定打」かどうかは吟味しづらそうです（＊16）。

ナファモスタットなどタンパク分解酵素阻害薬は、日本でよく用いられている薬で、ＣＯＶＩＤ-19にも効果が期待されていますが、こちらも有効性を示すデータは現段階ではほとんどありません。

他にも、回復した患者から抽出した抗体など、さまざまな治療法が模索されていますが、はっきりした治療効果（エビデンス）は本稿執筆時点では示されていません。ＣＯＶＩＤ-

19は前述のように血栓を作りやすい病気ですが、動脈や静脈血栓に使われる治療、例えば抗血小板療法や抗凝固療法などの効果は臨床試験ではまだ示されていません。

ワクチンについても複数の国で開発、臨床試験が進行中ですが、現段階ではこれだ、というワクチンの決定打はありません。

【註】

(＊1) FURUTA Y, KOMENO T, NAKAMURA T. Favipiravir (T-705), a broad spectrum inhibitor of viral RNA polymerase. Proc Jpn Acad Ser B Phys Biol Sci. 2017 Aug 2;93(7):449-63.

(＊2) Cai Q, Yang M, Liu D, Chen J, Shu D, Xia J, et al. Experimental Treatment with Favipiravir for COVID-19: An Open-Label Control Study. Engineering. 2020 Mar 18
http://www.sciencedirect.com/science/article/pii/S2095809920300631　閲覧日２０２０年７月３日

(＊3) Chen C, Zhang Y, Huang J, Yin P, Cheng Z, Wu J, et al. Favipiravir versus Arbidol for COVID-19: A Randomized Clinical Trial. medRxiv. 2020 Apr 15;2020.03.17.20037432.

(＊4) https://jrct.niph.go.jp/latest-detail/jRCTs041190120

(＊5)「アビガン治験、７月以降も継続　承認さらに遅れも」『日本経済新聞　電子版』　https://www.nikkei.

com/article/DGXMZO60077910W0A600C2MM8000/　閲覧日２０２０年７月３日

（＊６）「レムデシビル１人25万円　コロナ薬、ギリアドが価格決定」『日本経済新聞　電子版』
https://www.nikkei.com/article/DGXMZO60952950Q0A630C2000000/　閲覧日２０２０年７月３日

（＊７）Beigel JH, Tomashek KM, Dodd LE, Mehta AK, Zingman BS, Kalil AC, et al. Remdesivir for the Treatment of Covid-19 — Preliminary Report. New England Journal of Medicine. 2020 May 22.

（＊８）Wang Y, Zhang D, Du G, Du R, Zhao J, Jin Y, et al. Remdesivir in adults with severe COVID-19: a randomised, double-blind, placebo-controlled, multicentre trial. The Lancet. 2020 May 16;395(10236):1569-78.

（＊９）「北里大、新型コロナに対しイベルメクチンの医師主導治験を開始へ」『日経バイオテク』
https://bio.nikkeibp.co.jp/atcl/news/p1/20/05/11/06909/　閲覧日２０２０年７月３日

（＊10）「イベルメクチンのコロナ論文取り下げ　米大学など」『日本経済新聞　電子版』
https://www.nikkei.com/article/DGXMZO60089570Y0A600C2I00000/
閲覧日２０２０年７月３日

（＊11）Mehra MR, Desai SS, Ruschitzka F, Patel AN. RETRACTED: Hydroxychloroquine or chloroquine with or without a macrolide for treatment of COVID-19: a multinational registry analysis. The Lancet. 2020 May 22.　https://www.thelancet.com/journals/lancet/article/PIIS0140-6736(20)31180-6/abstract　閲覧日２０２０年７月３日

(＊12) Guaraldi G, Meschiari M, Cozzi-Lepri A, Milic J, Tonelli R, Menozzi M, et al. Tocilizumab in patients with severe COVID-19: a retrospective cohort study. The Lancet Rheumatology. 2020 Jun 24. https://www.thelancet.com/journals/lanrhe/article/PIIS2665-9913(20)30173-9/fulltext
閲覧日２０２０年7月3日

(＊13) Low-cost dexamethasone reduces death by up to one third in hospitalised patients with severe respiratory complications of COVID-19 | University of Oxford. https://www.ox.ac.uk/news/2020-06-16-low-cost-dexamethasone-reduces-death-one-third-hospitalised-patients-severe　閲覧日２０２０年7月3日

(＊14) Horby P, Lim WS, Emberson J, Mafham M, Bell J, Linsell L, et al. Effect of Dexamethasone in Hospitalized Patients with COVID-19: Preliminary Report. medRxiv. 2020 Jun 22;2020.06.22.20137273

(＊15) Dexamethasone in Hospitalized Patients with Covid-19 — Preliminary Report. New England Journal of Medicine. 2020 Jul 17.

(＊16) https://rctportal.niph.go.jp/s/detail/jr?trial_id=jRCTs031190269

巻末特別対談

「西浦博先生に丁寧に聞く」

西浦博×岩田健太郎

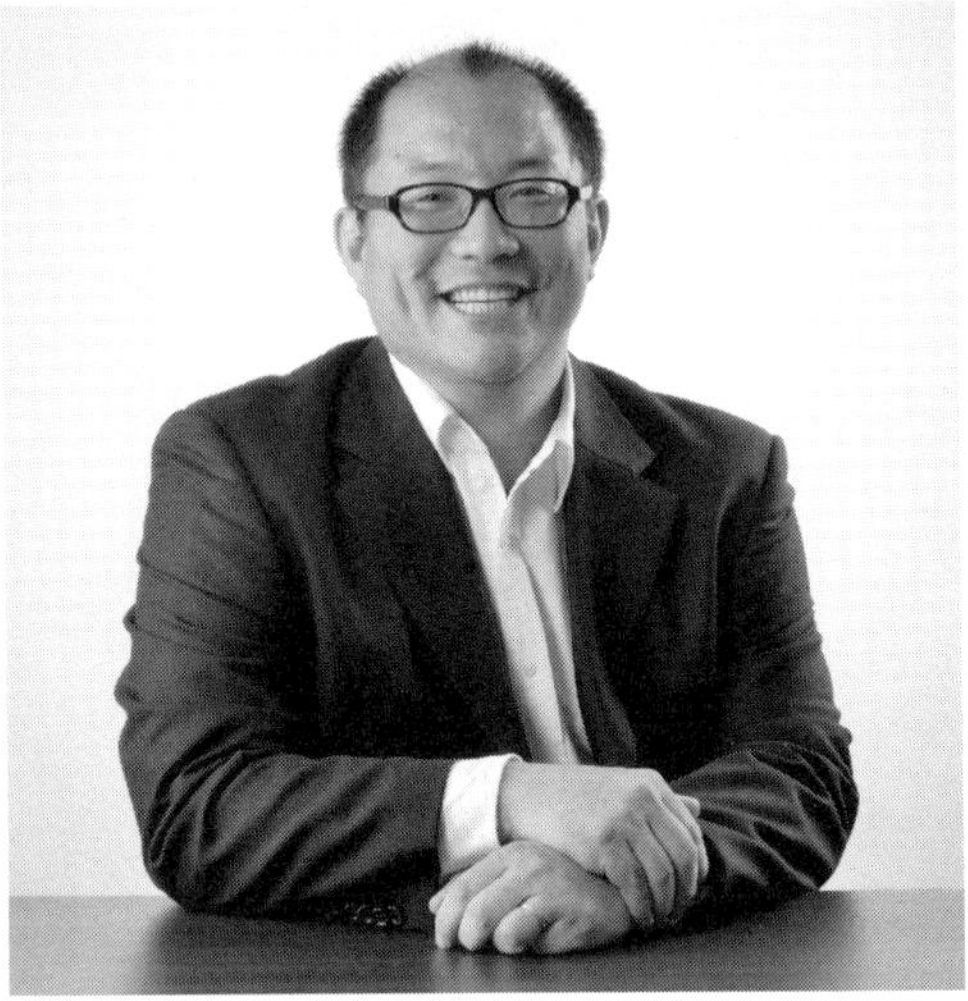

西浦 博先生
（にしうら・ひろし）

1977年、大阪府出身。2002年、宮崎医科大学医学部卒業。タイ、英、独、長崎などでの研究生活の後、ユトレヒト大学博士研究員、香港大学助理教授、東京大学准教授、北海道大学教授などを経て、20年8月から京都大学教授。専門は理論疫学。新型コロナウイルス感染症の流行に際し、数理モデルによる疫学研究にいち早く取り組み、20年1月から論文を次々と発表。2月末より厚生労働省のクラスター対策班に参画。「三密」の条件の特定や、北海道での緊急事態宣言発出、人との接触の8割削減の提言などをはじめ、感染拡大防止のための情報提供に尽力し続けている。

「数理モデル」の夏期講習

岩田　こんにちは、岩田健太郎です。『丁寧に考える新型コロナ』ということで、今日はお忙しい中お願いしました。西浦先生、よろしくお願いいたします。今日は京都大学のラボからとうかがいました。

西浦　はい、じつは今日（7月20日）は引っ越しの搬入日なんです。このあと業者さんが来て、荷物をガラガラ運んでくれる予定ですので、音がするかもしれません（笑）。今のところは電話機と、ボロボロの机だけがある、そういうスペースからＺｏｏｍしています。よろしくお願いいたします。

岩田　京都大学への異動は、コロナの流行が始まる以前の昨年（２０１９年）にはすでに決まっていたと聞いています。今月（7月）からのご着任なのですか？

西浦　いいえ、着任は8月1日からです。本当は7月は、少し有休でも消化して……なんて思っていたのですが、コロナの流行が大きくなってきて、それどころではなくなって。今引っ越さないと、引っ越せないのではないかということになって、急いで引っ越ししています。

編集　岩田先生と西浦先生、おふたりはすでに、かなりご面識が？

西浦　はい、かなりというわけではないですが、お互い存じ上げていますという感じですかね。以前、ぼくは夏に毎年、立川の統計数理研究所というところで、数理モデルの短期コース（夏期大学院）を開講していました。「感染症の数理モデルについて入門するぞ」と思う人たち１００人弱ぐらいに集まっていただいて、集中コースを開講しているんですよね。

で、じつは岩田先生にも、これに参加していただきたいなと思って、宣伝かねがねご連絡していたら、たぶんご連絡し始めて２年目か３年目のところで、うまく日程調整してくださって、全日程ではないですが来てくださって、受講生として皆のディスカッションに入っていただいたことがありました。

その結果、岩田先生にはそこから研究までしてもらったりして、もうなんていうか、「数理モデルの入り口」どころか、こんなにガツガツと使おうとしてくれている人はなかなかいないので（笑）、そういう面では、たいへんありがたいなあと思いながら……。

岩田　たしか２０１５年の夏ですね。もうエボラ（＊２０１４～15年にかけて流行した）がそこそこ収束しようとしている時期で、たまたまある程度時間を作ることができたので、たしか９日間だったかな、お邪魔させていただきました。９日、10日、時間を空けるって、すごい調整が大変なんですけど（笑）。

西浦　はい、臨床医には相当ハードルの高い話なのですが。でもそうやって来てくださる方というのは、やっぱり「数理モデルを使うんだ」という強い意志を持ってきてくれる方なので、皆さんすごく熱いパッションを感じるのですが、特に岩田先生はその最たるもので、エボラの研究だけではなくて、今のＣＯＶＩＤでもそうですけれど、他でもすぐに活用を始めてくださる人なんです。細部にマニアックにこだわり過ぎずに、一般で活用できる新しい技術をどんどん使っていくんだと、そういう姿勢でやってくださる臨床医は、日本では私の知っている限りそういらっしゃらないので、たいへん貴重な存在だと思っています。

北海道に西浦あり、ではなく岸田あり

岩田　あとは岸田（直樹）先生（北海道科学大学客員教授、総合診療医、感染症コンサルタント）ぐらいですかね。

西浦　あ、そうですね、キッシーですね。今は北海道のぼくの教室の大学院生、ＰｈＤ（博士課程）の３年目です。

岩田　岸田先生というのは、今の国立国際医療センターの大曲貴夫先生が、静岡（がんセンター）にいらしたときに、大曲先生のもとで臨床のトレーニングを受けてから北海道にお戻

りになって、何かコンサル会社を開いたりとか大学院生になったりとか、活躍をしておいでの方です。軸足が臨床医なのか、何なのか、だんだん分からなくなってきましたけど（笑）。

西浦　いや、北海道を今、最前線で守ってくれていますよ。札幌市の茨戸《ばらと》の介護老人保健施設で感染者がたくさん出たときにもそうでした。やっぱり公衆衛生を一回ひととおり体系的にやった人と、ずっとベッドサイドだけでやっている人とでは、見方が違うんですよね。データの取り方も最初から指示を出してくれていましたし。でも感染症の専門医なので、ゾーニングの指示も適切に出せるし、というので、とてもありがたい存在でした。北海道に根を張ったそういう専門家が、自分の北海道の教室に来てくれて、一緒にやって来られたのは、本当に幸せだったなと思っています。

　岸田先生が北海道で撒《ま》いていた種みたいなものは、こうやって流行が起こってみると、実になってきていることを感じます。いわゆる指定病院だけでやっていた人ではない。地方の典型的な状況として、市立の病院一つぐらいにしか第一種感染症の病床はなかったり、第二種でさえ十分機能していなかったりするんですよね。そういう中で根を張って、今まで勉強会を開いたり、他の活動をいろいろなところでやってきていますから、他職種を知っているんですよね。薬剤師をやたらと知っているとか。

岩田　岸田先生は薬学部でも教えていらっしゃいますよね。

西浦　はい。それから、臨床検査技師の感染症専門の人を知っているとか。そういうつながりが複数の病院でもあって、そうしたネットワークが今になって相当生きてきています。「ＩＤＡＴＥＮ」（後述）の北海道のネットワークは、一番初めにＣＯＶＩＤの流行が来たときから密に連絡を取り合っていましたけど、相当のつながりの強さでやっています。だから、たとえば急に留萌《るもい》の市立病院でクラスターがあったときも、みんなその状況はそれなりに知っていて、で、相談もできる体制がある。

そして重要なことが、すぐにテレワーク相談ができたことです。岸田先生が開いた会社の影響があって。みんなが病院ですぐにＺｏｏｍで普通に患者の話ができるとか、院内感染の制御の相談ができるっていう体制がすでにできていたので、ああ、よかったなあ、たいしたもんだなあっていうのを、そのときやっていて実感しましたね。

ぼくは2月から厚労省に詰めていて、北海道にいられない状況が続いたのですが、とくに初期の、北海道の行動制限が始まった中で、そういう人たちがいるのは幸せな状況でした。

岩田　「ＩＤＡＴＥＮ」というのは、２００１年に我々感染症医で作った研究会発のメーリングリストなんです。感染症に関わる人ってすごく多岐多様で、職種もいろいろなんですね。

で、今たぶん、日本の感染関係のメーリングリストで一番巨大なものだと思いますが、感染に関わっている人はたいてい入っています。
「ＩＤＡＴＥＮケースカンファレンス」などと称して、定期的にカンファレンスなどをするのですが、それも北海道版というのはだいたいその岸田先生がオーガナイズしています。北海道のＩＤＡＴＥＮは、病院の中では医者と看護師と検査技師――つまりＰＣＲを回したりする人、そして薬剤師さん。この4職種が中心になることが多いのですが、保健所などの公衆衛生の分野の人や、西浦先生みたいに数理モデルの専門家にもだんだん派生していくんです。そういう方々でカンファレンスをするときのまとめ役をしているのが岸田先生ですかね。北海道はＣＯＶＩＤに初期にだいぶやられたので、たぶん大変だったと思いますね。

「数理モデルって何!?」

岩田　西浦先生はご記憶かどうか、ちょっと分からないですけれど、ぼくが一番最初に西浦先生のことを知ったのは、西浦先生から、２００９年か２０１０年にいきなりメールをいただいたときです。たしか先生がオランダにおいでのときですよね。

西浦　ははははは（笑）。はい。

岩田　あのとき、何か西浦先生が数理モデルの論文をお書きになっていて、インフルエンザだったかな。それで、たしか「臨床の目から見て意見が欲しい」みたいな感じでポーンとぼくのところにメールがきて、ぼくはそのとき、正直、「数理モデルって何？」みたいな感じだった。あのですね、感染症で数学ってほとんど使っていなかったんですよ、２０１０年ぐらいって。研究で統計解析などをしても、統計解析の背後にある数学については、実は全然分からずにやっているということがよくあって。

西浦　はいはい。

岩田　たとえば多変量解析なども、全部数学なんですけど、バックグラウンドを理解せずに、ただデータセットを作って統計ソフトを振り回していれば、それなりに何か結果が出るみたいな、そのぐらいの認識ですよ。ですので、西浦先生が見てほしいと言ってこちらに送ってきた論文の数式がまず、何を言いたいのかが全然理解できなくて、当時。

西浦　わはははは。

岩田　何の話をこれはしているのかな、みたいな。で、そこは全然分からなくて、仕方がないので、論文の文章の中で臨床面を扱っているところだけ、ちょっとここは噛み合わないかなと思うところだけ、何かコメントして、とか……（笑）。

西浦　あー、ありました、ありましたね、はい。

岩田　で、まあ、オランダでそういうことやっている人がいるんだなぁ、ぐらいの認識でした。それが２００９年かな。ちょうど２００９年に新型インフルエンザのパンデミックがあって、その対策をあれこれやっていたときに、西浦先生からそういう話がきた。それこそ、学校を休みにするかしないかとかいう話が出たんですね。その数理モデルを使って。

西浦　ええ。

岩田　で、そのときに、数理モデルを全然理解していないということがよく理解できたので、いつかはそういうことを一生懸命勉強しようと思ったんです。それで教科書を買いました。それが、ええと、稲葉（寿《ひさし》）先生という方の『感染症の数理モデル』（培風館）という本です。アマゾンで「感染症」と「数理モデル」で検索したら、それが一番に出てきたので、これが教科書だなと思って買って開いてみたら、もう5ページぐらいで音《ね》をあげるようなすごい難解な本で。何について書きたいのかすら最初から分からないという。それでぼく、たぶん15回ぐらいトライして、ほぼほぼ分からなかった。

そうこうしているうちに、２０１４年から15年にかけてエボラのパンデミックもありました。で、最終的にまあ、西浦先生がセミナーを10日間でやってくれると言うので、えっ、10

日はちょっと長すぎるだろ、と思いはしたんですが、でも、もうこれを逃したらちょっとできないなと思って、ようやく参加させていただいたんです。

参加させていただいたら、これがすごく良くてですね、どこまででも遡《さかのぼ》ってくれるんです。率直に言って、参加している人はみんな、数学については詳しい大学院生とか、完全にプロに片足をつっこんでる人がほとんどです。入れていただいたグループの中でも、数学はぼくが一番素人でした。そうすると、たとえば微分積分みたいな高校生でやるようなことは、もうすっかり忘れているわけですね。でも、そういうのもぜーんぶ補講があって、夕方にもう一回教えてくれるんですよ。ぼく、受験生のときですら、そんなに補講とか受けなかったのですけど、あのー、全部、やり直してですね（笑）。

西浦　（笑）。やりましたね。

岩田　そのときに、だいぶ勉強させていただいて、で、ようやくイメージが湧いてきたという感じですね。でもまあぼくは、数学の専門家ではなくて、専門領域以外には手を出さないことにもしているので、いわゆる数理モデルそのものは自分の守備範囲外ということで、手は出さないようにしています。あの、まあ、プロローグとしてそんな感じですね。

ポピュレーション・サイエンス元年

編集　そのメールのやりとりの前は、ご面識は全く？

岩田　西浦先生という方が存在していることすら知りませんでした。

西浦　わっははは。

岩田　西浦先生の名前が、今回の「8割おじさん」は置いておいて、世間に知られるようになったのは、たぶん新型インフルエンザの……いや、新型インフルエンザのときもそれほどでもなかったかな。あのときだって先生、厚労省のために働いたりはしていなかったですよね。

西浦　ええ、していないですね。まあ少し仕事はしましたけど、自分自身まだポスドクでしたし、オランダから遠隔で、だったので、そんなに深く関わったりはしていません。

岩田　たぶん先生が、だいぶコミットされたのはエボラからですか？

西浦　そうですね。エボラからですね。はい。

岩田　たしかエボラが流行したときに、国のほうから西浦先生に、データを出すようにという要望がたくさん出されるようになったと記憶しています。で、業界でも、その頃からだんだん認知度が高まっていったと思いますね。まあ、ぼくのまわりの感染症のプロの中でも、エボラが流行った２０１４年、15年の頃に、西浦先生がやっていらっしゃる数理モデルの話をしても、ほとんどの人はちんぷんかんぷんで、全然理解していなかったと思いますね。

　今回のコロナでも、本文にもちょっと書きましたけど、基本再生産数だとか実効再生産数だとかについて、侃々諤々《かんかんがくがく》でいろんな情報発信をされている感染症の専門家とか、専門家じゃない人とかたくさんいますけど、ほぼ100％、にわかだと思います。たぶん今まで、そんなの言葉も聞いたことないっていう人が、慌てて概念を勉強した。今は「リプロダクションナンバー（再生産数）」はウィキペディアにも載っていますし、新聞にも載ってますから。それで何か、急に議論し出した感じです。

　ぼくら実務の感染症のプロでも、そういう概念は日常では、あるいは臨床研究でも、ほとんど使わないですからね。まあ仮に知っていても、公衆衛生のレクチャーで、麻疹の「R0（Rノート）」（基本再生産数）が十いくつだとか、そういうのを表で見て、あ、そんなもんか、ぐらいにしかたぶん認識していなかったっていうのが、実際だと思います。

西浦　そうですね、流行状況の評価とか、ポピュレーション・サイエンスの考え方というのは、まだ根付いているわけではないですからね。ですので今回の経験で、付け焼き刃で皆さんがいろんなことを書いてくださって、ここから始まるんだろうなと思っています。

各国の研究者たちの相談の場

編集　それは海外でも同様の状況なのですか。

岩田　アメリカは徹底した分業制なので、実務のクリニシャン（臨床医）は、公衆衛生のことにはいっさい手を出さないんですよ。公衆衛生の人も、エピデミオロジー（疫学）の人と、行政としてのパブリック・ヘルスとは分けてますし、もうみんな分業です。あと、スタティスティックス（統計）も、統計学者がやるっていうふうに分けています。

　だからぼくは、アメリカで研究をしていたときには、データセットを作るのは自分でやりましたが、統計処理は全部統計学者にお任せでしたね。21世紀の初めで結核性髄膜炎の研究をしていましたが、統計ソフトもまだよいものがなくて、使い方も難しいし値段も高かったので、素人は全然触れなかったんですね。今はそうでもないかもしれないですけど、アメリカは本当に分業主義ですから、少なくとも当時は臨床医はほとんどそういうのは分かっていなかったと思います。

西浦　アメリカでも専門医の人で、時々、スクール・オブ・パブリック・ヘルスに行って、ＭＰＨっていう、いわゆる公衆衛生学の修士号を取得される方が何割かはいるんですよね。その人たちは、数理モデルの短期コースに相当するものを授業でちょっと取ることがあるんですよ。

ヨーロッパではロンドン大学に、感染症のマスターコースの中心地があります（London School of Hygiene and Tropical Medicine）。で、感染症の公衆衛生の分野で、このあと途上国を中心に仕事をしようかなと思う人たちが、体系的な勉強がしたくてそこにやってきます。岩田先生もたしかディスタンス・コースでロンドンスクールを出られていますよね。

岩田　はい、そうです。アメリカの感染症のトレーニングは、本当に狭いところをガチガチ行く感じで、ヨーロッパ系の広い学問ができなくて不満に思っていたので、ロンドンのディスタンス・ラーニングコースにアプライして二足のわらじでやっていました。パブリック・ヘルスだけでなく、経済学とか。それにエボラのときにすごく役立ったのが、上下水道整備の原則とかですね、そういういろいろなものを勉強させられるんですね。あと蚊の分類とかね。

西浦　そうそうそうそう。

岩田　ボウフラを見てどの蚊か当てるとかですね。アメリカではそういうことは教わらないんです。でもたしかにアフリカとかアジアに行ったときにはすごく助かるんです。

ぼくはだから、アメリカとイギリスの両方でトレーニングを積んだ、割と珍しいタイプの感染症屋なんです。エピデミオロジーや公衆衛生もそこで教わりましたし、ラッキーでした。

編集　数理モデルを使った分析、つまり西浦先生がなさっているような研究は、海外でもそれほど前から取り組まれていなかったということですか。
岩田　たぶんやっている方はやっていたと思うんですけど、ごく一部の専門の方だけですね。
西浦　はい。ロンドンスクールなどに行くと、私が夏に開講しているのと同じような10日間ぐらいのコースはあるんです。数理モデルの1単位という形で。実習もあって、数理モデルがどういう風に使われているのかが分かる入門編のようなものです。
　で、本格的な研究者はというと、実際のところ今、指数関数的に増えてはいるのですが、世界でもまだ少ないですね。オックスフォードに総本山的な役割をしていたところが一箇所あって、そこで一緒に勉強していた人が、今、インペリアル・カレッジ・ロンドンとかロンドン大学にいるんですけど、そのメンバーたちで自分と同じ頃に留学していた人が、アメリカに帰ったり、あるいは他の国に帰って、それぞれが教授になり始めて、いわゆるアイビー・リーグと呼ばれるような大学のスクール・オブ・パブリック・ヘルスで、数理モデルの研究者として活躍し始めているっていう、そんな状態ですね。
編集　今はそういう方たちと連携をとって分析をしたり？
西浦　そうですね、例えば、さきおとといもそうですが、毎週金曜日の夜の9時に、WHO

のモデリングコールというＺｏｏｍ会議に出ています。そこにそれぞれの国に散らばった研究者たち、つまりみんな知っている顔なんですが、が、だいたい50〜60人参加している。

それで、意外なことでもあるのですが、今回の流行ではやはり数理モデルがリアルタイムで必要とされますので、6、7割の人たちが政府とかなり近い距離で仕事をしています。多くの人たちは、やはり政府のビルに直接入り込んでやっている。

その集まりで、それぞれの問題を共有したり、新しい発見があったらそれをシェアということをした上で、皆で意見を戦わせる。そういう3、4時間があるんです。

そこに出ているのがそれぞれの国のグループのリーダーだとすると、その下に、大学院生からポスドク世代のメンバーがいる。というわけで、世界でもアクティブにやっているのは、やっぱり200〜300人程度しかいません。それぞれの場所で育ったメンバーたちが、今は協力し合いながら、政府とどうやって交渉しようかという話さえ共有して、話し合いが始まっているという、そんな状態ですね。

クラスター対策班の結集

岩田　西浦先生は今（7月20日時点）も、厚労省の下で働いているという認識でよいのですか？

西浦　はい。ぼく自身は、厚生労働省の参与という肩書きをつけてもらって、新型コロナウイルス感染症の対策本部で従事することをオーソライズしてもらった上で、データにアクセスしたり、政府関連の発表をするときに厚労省の立場で発言できるようにしてもらっています。2月25日にクラスター対策班ができたのですが、そのときからですね。それ以前は、インフォーマルにお願いをされて、データ分析をするというミッションのもとでやっていました。

岩田　西浦先生の数理モデルのデータが、公に国の資料として出たことは、それまではそれほどなかったということですか。

西浦　はい、今のような感じで、たとえば専門家会議でオーソライズされながらものすごいスピードで出ていくようなことはなかったです。これまではもっと時間のあるときに——たとえばＨＩＶでいえば、感染者数の推定値がこれくらいで、診断されている割合がこれくらいですよ、などというデータを出したときでも、一回一回エイズ動向委員会でオーソライズしてもらってやっていました。そのステップを踏むだけで、もう年の単位で時間がかかるんですよね。そういうのがちょっとずつできては、審議会の資料に入ってというのを、細かく繰り返してやっていくスタイルだったので、ここまでどんどん出るのは初めてのことですね。

岩田　いわゆる西浦門下の方以外の数理モデルの専門家というのは、国には他にも入っているんですか？

西浦　はい。たとえば、押谷仁《ひとし》先生（東北大学教授）の研究室にいて数理モデルを使える方で、今は京都大学にいて系統動態ができるような方に来ていただいたり、同様に、もともとぼくのところで働いていて、その後他の大学へ行かれて、今は京都大学にいる方にも「クラスター対策班ができるので、すみませんがもう一回来てください」とお願いしてきてもらったり、という再結集のようなことは相当やっています。

クラスター対策班自体の人数も少なかったので、お願いできそうな人には、「普段の仕事をちょっと投げ出してもいい人は、みんな来てください」ということでお願いをしました。

クラスター対策か、ロックダウンか

岩田　WHOの金曜の集まりで皆さんで議論されているということでしたが、いま、世界では国によって色々なストラテジーや、方針の違いがあるじゃないですか。分析する側の中では、新型コロナウイルスの流行の解析とか解釈という点においては、あらかたコンセンサスがとれているのか、それとも全然立場や意見が異なっている人たちが議論を戦わせているのか、どちらなのでしょうか？

西浦　そうですね、まだ、まあまあ混沌としています。

とはいえ、いわゆる「集団免疫」みたいな話というのは、数理モデルの専門家の中で「やろう」と言っている人は実はいないです。それは、集団免疫でやっていける保証がないですし、集団免疫でやるとどうなるのかをみんな知っているからです。病院が溢れるからですね。ですので、先進国でそれをやろうという話はなくて、やっているとしても、ブラジルのデータを分析しているとかその程度です。

一方で、ロックダウンをものすごく推奨して考えたい所と、日本のクラスター対策のような、二次感染を起こる場を止めればなんとかなりますよ、という考えの所とでは、まだまだ激論を交わしていますね。人口全体で接触を削減するというセオリーでいくのか、それとも密なところだけを避ければ十分か、というあたりは、とくにヨーロッパとアジアの対立のように意見が分かれたりしています。

岩田　でも、これまで出ている論文では、ロックダウンにしても、クラスター対策にしても、どちらも効果は認められていますよね。

西浦　そうですね、ロックダウンなどは驚異的に再生産数が下がることが知られています。

岩田　『ネイチャー』に出ていましたよね。

西浦　はい。伝播が起こっている場であるナイトタウンの接触などもきれいに止められていることの成果が出ているのがヨーロッパなので、それができている限りは、ロックダウンはものすごくうまくいくんですね。一方で、なんというか、コントラバーシャルな（議論の余地のある）ものはこれから出てくると思います。

たとえば、フィリピンではいま、3カ月を超えてまだ、ロックダウンしているんですよ。ドゥテルテ大統領のもとでの政策なのですが。ナイトクラブはゆるーく制御されていたりだとか、制御しにくいコミュニティを司るマフィアの影響があるので完璧には制御できないコミュニティもあったりとか、そういう状況なので、3カ月以上ロックダウンしているのですが、それでもドゥテルテ大統領はまだ人気。そんな特殊な構造が出ている国もある。ですので、一律に語れるものではなさそうだというふうに難しい部分があるのがロックダウンですね。

岩田　もちろんロックダウンと一言でいっても、その定義からインプルメンテーション（実行、実装）まで、国や地域によってさまざまですし、仮にインプルメント（実行、履行）してもその効果も国によって全然違いますよね。なのでロックダウンという単語ひと言で、いいとか悪いとか言いにくいとは思います。

西浦　はい。一方で、日本でやったクラスター対策のようなものは、今、やはりヨーロッパでものすごく注目を集めています。やっとＷＨＯが、「スリー・シーズ（Three Cs）」（三密のこと：Crowded places〔人が集まる場所〕、Close-contact settings〔濃厚接触になる状況〕、Confined and enclosed spaces〔閉鎖かつ密閉された空間〕）を翻訳したというのが今日ニュースになっていましたけど、この対策で十分なのであれば、やっぱりクラスター対策のほうがいいというのが、ヨーロッパの経済インパクトなんかを経験しての皆の共通の願いではあるんですよね。ただ、それがうまくいくかどうかというのはありますが。

少なくとも香港や日本などでは、今のところはこれでいけているという状況があるので、皆が興味を持って話を聞いてくれます。ただ、ランダムリンクと言って、密な場所ではないような屋内で伝播が起こるかもしれない、ということが、ヨーロッパとアジアでどれくらいの違いがあるのかとか、人種差の問題は本当のところはどこまであるのかというあたりはまだまだ分からない。東アジアとヨーロッパとを比べていると、差がものすごく明確なので、なかなかヨーロッパの人たちが踏み切れない。そういうような皆さんの悩みが、その会議ではだいたいシェアされています。まあ、皆さん本音ベースで語ることができるので、やっているのですが、なんていうか、みんなで「どれがいいんだろうねぇ……」っていうような話をしながら、それぞれのアイデアを絞っているという感じです。

皆が皆、二次感染を起こすわけではない

編集　ここで基本的な質問を。お二人の目から見た新型コロナウイルスの特徴とはどんなものでしょう。つまり、数理モデル的視点から見た特徴、西浦先生はたしか、新型コロナは「消えやすい」とおっしゃっていたかと思うんですが、そして岩田先生からは臨床学的に見た特徴というのを、いまいちど教えていただけたらと思います。

西浦　たぶんぼくから話したほうが分かりやすいと思うんですけど、一つは、みんながみんな二次感染を起こすわけではないということです。５人に１人どころか10人に１人ぐらいしか、二次感染は起こしていなさそうです。起こしている場を集積して見ていると、「三密」と総称される空間で共通しているというので間違いなさそうではあります。

　一方で、１人あたりが起こす二次感染者数が１人とか２人とかの、あまり目立たないような二次感染が、ノーマークの場で起こっていないという保証もない。

　それで、いままでの追跡では、特殊な、大きいクラスターでの接触しか見られていないん

ですよね。

ですので、その分布をとるんです。１人あたりが生み出す二次感染者数を横軸にして、縦軸が頻度ですね。そうすると、横軸が０のところが多い。ほとんどの人が二次感染を生み出さないのですが、たまに10人20人と生み出すようなことがあって、こう、裾《すそ》の長い分布が描かれるのですが、その分布を、50人以上の研究者でじっと見て、これで右裾だけを叩けば十分かなぁ、十分だったらいいんだけどなぁ、っていうような話とか、その観察の背後に潜んでいる落とし穴を、数理モデルから探そうとしているのですが。

というような特徴が一つめとしてあります。伝播の特徴としてはとっても興味深いものがある感染症がＣＯＶＩＤです。

この特徴について言えば、実はＳＡＲＳもそうだったんです。ＭＥＲＳでもそうでした。スーパー・スプレッティング・イベントという、１人あたりが生み出す二次感染者数が特別に多い条件がいくつかあって、それ以外ではそれほど感染性が高い感染症ではない。

この特徴に加えて、２つめとして、この感染症のとても難しい特徴ですが、そうやって制御ができなくなると、基礎疾患がある高齢の人たちが重症化することです。これもＳＡＲＳ、ＭＥＲＳと似ています。もともとの肺の病気がある人、たとえば慢性閉塞性肺疾患といって肺気腫や慢性気管支炎を患っている人だったり、慢性腎不全などで透析をしている人だったり、あるいは糖尿病や、また肝硬変など肝疾患がある人だったりというような、特徴的な病気のある、しかも後期の高齢者は、とても重症化しやすい。

でも逆に言うと、若い人たちはそれほど重症化しないいんですよね。死亡リスクに相当違いがあって、高齢で基礎疾患のある人が感染すると相当なリスクで重症化したり死亡する。だから流行を起こしてしまうと、病院が溢れるリスクが高い。

これまでの日本の新型インフルエンザなどの場合には、流行が起こることが不可避となったときにも、抜本的に流行を止める策を講じることはほとんどありませんでした。でも今回は、もう「徹底的にやらなければ」というので、封じ込めはできないけれど大規模流行を止める形で第一波からやっているんです。これを「サプレッション」と言います。

このように、流行に対するストラテジー（戦略）さえ変えないといけないことになっている。致死率で言えば、感染者を母数にすると、0・5％ぐらいなんですよ。全感染者のなかで0・5％の死亡率しかないのですが、でも高齢者では相当高い。全人口でおしなべて流行が広まってしまうと、死亡者はかなりのボリュームになってしまう。だから今、制御しないと、医療が崩壊するリスク、死亡者が多数出るリスクが高くて、日本人にはちょっとそれは情緒的に受け入れられそうにないと思います。

ですので、「これはやるしかないな」ということで今までやってきた。これが2つめの特徴ですね。

この2点、①三密条件で伝播が起こって、残りではほとんど起こっていない、②高齢者で重症化して入院する人が多すぎて病院が溢れる、ということが、私から見たこの感染症の特徴だと思います。

「消えやすい」コロナとの付き合い方

編集　「消えやすい」とおっしゃっていたのは、どういうことでしょうか。対策を取ると、すぐに収束しやすいということですか。

西浦　はい。まず、1人あたりが生み出す二次感染者数の平均値というのが基本再生産数ですね。で、それが1を超えると、感染者数は増えていきます。流行曲線を見ると、今の第二波に見られているように指数関数的に上がっていくんですね。一方で、1を割っていると、大規模流行が起こらない。

それで、クラスター対策をやっていてもすごく分かりやすい「消えやすい」特徴というのは、伝播しやすい密な条件さえ列挙できれば、それ以外ではほとんど二次感染は起こっていないんですよ。たとえば新宿のホストクラブとか、あるいは病院であったり家庭内であったりとか、そういうところを除けば、普段の生活の場面で、一般の人の間でものすごく二次感染が続くようなことはなかなかない。ですので、密なところさえ避ければ、流行が勝手に終わってしまうようなところがあるんですね。

この間、北九州で、どこがソースか分からないですが、かなり多くの感染者が出ました。ゴールデンウィークの少し後ぐらいに、スーパー・スプレッティング・イベントが、どこかで目に見えていない範囲であったんですね。それでいろいろな駅を中心に感染者が出た。

じつは私の家族が、北九州の近くの行橋《ゆくはし》という土地の出身なので、私もあの辺りを、博多から特急ソニックに乗って移動したことがあるんですけど、そのソニックが止まるような駅ごとに感染者が出ている。それぞれ結構離れているのですが、折尾《おりお》、若松、などという駅があって、そして行橋もそうなんですけど、相当離れている駅の周辺でそれぞれ感染者が見られたので、これは範囲は相当広いぞ、と思ったんですね。接触者が追跡できていないだろうから、北九州はたいへんなことになるなぁって思いました。

ところが、消えましたね。いまだに北九州で流行が続いているわけではない。つまり、密な場を避けて、ある程度接触が追跡されて、伝播が続くような環境に感染者がいない、というような状況にあると、勝手に消えるんですよね。再生産数でいうと、1を割っていたわけなんです。つまり、感染者がわっと出て、困ったなといった状況になっても、（感染が）何世代か経って気づくと、落ち着いた状態になっているというのが、この流行の特徴です。

　言うなれば、密な場で感染が起こっていて、そこから空間的にも時間的にも拡散していることが明確なのだから、そこを集中的に、上手に止める方法さえ見つければ、この感染症に関しては、付き合い方が見えてくるんじゃないかというふうには考えられています。

夜の街の積極的検査——区の保健所の地道な苦労

岩田　今、つまり7月20日の段階で、東京の感染者に対して、かなり焦点を絞ったクラスター対策をしていらっしゃるじゃないですか。

西浦　はい。

岩田　今の西浦先生の話だと、東京の今の小流行も、そのまま自然に消えてなくなるという予想なんですか。

西浦　いえ。次、どこでメラメラするかなぁと思っています。これまで、いわゆる新宿区の一部が、エピセンター、つまり震源地のような役割を果たしていました。常識的に考えると、そこで伝播がものすごく起こっているのだったら、その場所である程度、焼き尽くされるように皆が感染をすれば、流行は終わるはずですよね。

で、そうなるのかなと思っている矢先に、流行は池袋に飛びました。また他の街でも始まった……こういうことになってくるのが、やっぱりこの感染症の難しいところです。単純に一つの地域だけで制御できない。

それに加えて、そもそも、もう少し早いうちから新宿は抑えにいくべきだったとは思いますが、その新宿自体の制御もなかなか困難だなぁ、というのが、今とても頭を悩ませているところです。

これまでこの流行の制御のために「夜の街」というキーワードができて、夜間の接待飲食業が袋叩きにあってきたわけですけれど、それによって業種を問わず、経済的な損害に始まり仕事や普段の生活にも多大な影響が出ている人がいるわけですよね。で、そんな人たちに、感染症を制御するから協力しなさいといきなり言っても、検査を受けてくれるわけではない。しかも、検査をする保健所も、ものすごく人数が少なくて、キャパシティがない中でやっている。

今の時点までに何がされてきたかというと、新宿の歌舞伎町には２つの大きな通りがあるのですが、その通りには、登録されているホストクラブが全部で２４０軒あまりあるそうです。そのうちの１割強くらいで検査がされました。新宿区の保健所の保健師さんたちが、苦労をしながら一軒一軒を回って、店長一人一人と交渉をして、「今、検査をして、制御する方向を見つけたほうが、このあともやっていけるから」と粘り強く話して説得したことで、積極的に検査をすることが始まったんです。

新宿区は賢かったのですが、行政の上の方が入ってくる前に、感染研（国立感染症研究所）と直接やりとりをしました。都庁や厚労省を介さずに、新宿区の保健師が、感染研のＦＥＴＰという、接触者を追跡する部門に直接連絡をして要請をして検査をするということで、ローカルの努力で感染者を見つけてきたのです。

行政の上の方が入ると、少し問題がこみいったり遅くなることがあるのですが、感染研と直接やりとりをしてうまくやっていた。ですが、キャパシティ超えをするぐらいの規模になって、今、検査がいったんストップしています。新宿区の保健所の人たちは疲れ切ってしまっている。豊島区でも池袋で流行があって、こちらも皆さん勇猛果敢に検査をしていたのですが、都が入ってきたりしたこともあってやはりローカルの部分は少し混乱をして、それで一回止まってしまう、少しギブアップのような状態がありました。

それを今は、厚労省や都庁が、第二保健所を作るなどの改善をして、検査を一気に進めていく体制を作ろうとしている。第三波のことを考えると、ハイリスクの場では準備しておいたほうがいいだろうということで改善しようとしている状況なのですが、厳しい状態ですね。

コロナが要求する膨大な労働量

西浦　こうして見ると、日本はこうしたことがまだやはり苦手なんだなぁと思いました。接触者を追跡して封じ込めるという方策を、今まで日本は練習してきていないのです。感染研のＦＥＴＰも人数が少ない中で、動くときも要請待ちというような堅いルールがあります。もっと柔軟にできたらどんどん乗り込めるのですが、皆が慣れていない。
岩田　クラスターの追跡と封じ込めというのは、日本は得意としているような感じで報道されていたと思うのですが、西浦先生の見解だと、むしろまだまだということなのですね。というか、キャパオーバーだということなのでしょうか。
西浦　はい。クラスターの追跡による封じ込めというのは、感染者との接触者を追跡して、大事なところだけを追いかけようというのと、あとは密な場所を避けるよう促して予防することですよね。こういう場が危ないですよというのを流布して、行動変容を促すわけです。

ですが、実際の接触者の追跡というのは、空振りがいっぱいあるんですよ。この人の接触を追跡して、この人の接触も追跡して、この人の接触も確認して、そしてそれぞれの濃厚接触者にも二次感染が起こっているかどうかを確認するという、非常に労力を要する作業なのですが、それは本当に感染者が少ないときぐらいにしかできていないのです。

岩田　「日本は結核対策で濃厚接触者の追跡には慣れているから得意なんだ」などという意見も耳にしますけど、そうではないんですか？

西浦　いえ、それは事実ですね。結核の患者さんの濃厚接触者を洗い出して、その定義のもとで追跡することには慣れています。ですが、それと、今回の流行で要求されるような労働量、緊急に必要とされる労働量というのが対応していないんだと思いますね。結核などはもっと、一生かけてゆっくりと伝播をするようなものなので、集団感染があって、それが短期集中型だったとしても、もう少し時間的な余裕を持ちながら訪問することができるんですよ。

岩田　そうですね。

西浦　今回は、一つの感染者が次の世代を生み出すまでにかかるのがたったの5日間ですから、5日間のあいだに、ある人が接触を起こした人を全員フォローしないといけなくて、で、それが5日経つと何人かまた二次感染者が生まれて、さらに同じ感じで二次感染者の接触者をフォローしないといけない。こういう状況があるので、容易にキャパシティオーバーが起こってしまっていた。これが、東京で相当厳しかったことの理由だと思っていますね。

クラスター対策に重要な「時間と数」「人とモノ」

岩田　クラスター追跡というのは、ぼくらもよく、院内感染が起きるとやるのですが、あるいは結核なんかでは、コミュニティレベルでもよくやるのですけど、西浦先生がおっしゃるように、クラスター追跡ではやっぱり「時間と数」という概念が非常に重要なのと、もう一つは「人とモノ」ですね。日本人がすごく軽視しがちな「キャパ」というものに対して、すごくこのコロナが要求するものは高いと思っています。

　今は実は兵庫県でも、院内感染がたくさん起きているわけなのですが、濃厚接触者をリストアップして、規模が小さいときにはサッと抑え込めるんですね。濃厚接触者の数が比較的少なければ、全員にＰＣＲをやって、陰性でした、よかったよかったで、だいたいおさまることが多い。もちろん、ＰＣＲは感度が低いので、陰性の方にも、その後も10日とか14日間、仕事を休んでもらうとか、そういったことをしていきます。

ただし、間に合わないこともあるわけですね。それで病院内の別の病棟とか透析センターなどに飛び火してしまうと、追いかけるのが大変になって、濃厚接触者の数が莫大に増えてしまって検査が追いつかなくなる。そしてキットも無くなってしまう。

こうなると、今度は検査の結果が出るのが、容易に１週間とかそれ以上遅れてしまって、その間にさらに感染が広がるというようなことが起きる。そうすると、この「スピードと数」というのが、結核のときとは比べものにならないぐらい問題になる。先ほどの西浦先生のご指摘はその通りなのです。

そしてそれに加えて、みんながパニックになる。みんなが「ＰＣＲしてほしい」とやって来るんです。濃厚接触者ではない人もですね、「自分の部署も全員ＰＣＲをしてほしい」などと言って詰め寄ってくるわけですね（笑）。「いや、ですから濃厚接触者から順番にやるんですけど」と言うのですが、疫学とか感染症の封じ込めなどはどうでもいい人たちが、わーっとやってくる。会議でもひたすら「うちも検査してほしい」というコメントしか出てこなくなる。

仕方がないからと、スタッフ総動員でＰＣＲをやるということになる。そういう「人間対策」が膨大な作業量になってきて、結局、元の対策そのものを阻害しかねない。まあそうしないようにするために、全力を尽くさなければいけないんですけれど。

　基本的にコロナが問題となると、医療従事者や大学はもう途端に頭を動かさなくなるので。

西浦　なるほど。

岩田　みんな目の色が変わってしまいますし、会議をしていても到底会話が成立しない、という感じになります。

　で、そうした要求に応えることになると、慶應大学病院などのように職員全員のＰＣＲをするなどという話になるわけですが、それをすると、もちろん現場は大混乱ですし、検査にしてもそんな、自動販売機でジュースを買うのとは違って、ボタンを押せば物が出てくるような簡単なものではない。相当な労力、マンパワーも必要ですし、キットも必要です。でもそれがすごく軽視されて、なんというか根性で乗り切ろうとするわけですよね。

　保健所も少ない人数で対応するんですね。それも問題なのですが、少ない人数の割にはプロトコル通り、電話とＦＡＸなんです。電話だと、関係者が5人いたら5回電話しなければいけないじゃないですか。しかも多くは話し中で通じない。で、ずーっと電話している。これで数時間ムダになるわけです。一方で、ＬＩＮＥで5人に対して「こういうことがありました」ってメッセージを出せば、5秒で終わる。「ＬＩＮＥでやればいいのに」と言っても、動けない。

とくに日本の場合は、保健所長や病院長という人たちに、リーダーシップをとれる人が稀有です。日本のリーダーはどちらかというと調整型なんです。要するに「俺たちの部署全員ＰＣＲしろ」と詰め寄ってくる人たちに、「まあまあまあまあ」と言って、みんなをなだめて回るタイプです。それが組織のトップのメインの仕事になっている。「いや、今はそういうことではなくて、感染対策にまず邁進して、みんなの安心はその後だ」というようなことをきちんと言ってくれるリーダーは非常に稀有なんです。何だかすごくリアリティがあるので、特定の場所の話をしているように見えてしまいますけど、一般論としてです（笑）。

何が「接触」になるか――一般の人にとっての初めての経験

西浦　クラスター対策にも経験と学びが必要だと実感しているところですが、「接触」の定義に関しても、専門家ではない普通の人たちが感覚として経験するのは、今回初めてではないかと思います。つまり、何が「接触」にあたるのか、ということですね。今回、流行は何回か繰り返すことになりますから、その間に学んでいくことになるのかなと思っていますが。

たとえば、分かるように説明しますと、ぼくが北海道にいるときに、こんな経験がありました。政情不安や嵐が原因で、北朝鮮の船が北海道に漂着することがあるのはご存じかと思います。で、いちど困った案件があって、松前小島というところに漁船が着いて、島にあがった北朝鮮の漁師さんたちが小屋の食料を食べていると。で、その人たちを保護して連れてきたというときに、相談を受けたんです。

実は北朝鮮では結核がすごく流行しているようなのですが、例に漏れず、その島で保護した漁師さんも、検査の結果、排菌をしている肺結核であることがわかりました。

そのときに、海上保安庁で最初にその漁師さんたちを保護した方たちが、腕を組んで行動を制御しながら船に乗せていたという。結核の罹患者と5分ほど一緒にいて腕も組んでしまったのだけれども、保健所では濃厚接触者ではないと言われたと。それについてどう思うかと相談がきたんですよね。

保健所で結核のプロとして制御を担当している方々は、それは濃厚接触とは言わないと対応したんですね。結核における濃厚接触というのは、もっと長い時間、狭い場所で、時間を共にすることを言います。とても短い時間一緒にいて、腕を組んで連れてきたという程度であれば、結核は簡単に感染しません。

ですので、「もし未来に、すごく低い確率ですけれども、結核を発病するようなことがあったら、そのときのことを話してくださいね」というぐらいでそのときは終わったのですが。

つまり、この「濃厚接触」の定義一つをとっても、医療に関係する方以外の人にとっては、経験したことがないことなんですよね。だから心配になって当然です。そして皆さんが口にするのは、「では今、私が結核菌の検査をしたら、感染しているかどうかが分かるのですか」と。皆さんやっぱりそう言うんですよ。もちろんすぐに検査をしても分かりません。

これと同様のことが、やはり今、コロナウイルスに関しても起こっている。コロナウイルスが相当の規模でこれからも流行を繰り返すうちに、いろいろな会社や病院で流行が起きてきます。数理モデルの評価指標に関しても、皆さんが今、勉強してくださっていて、説明を聞いてくれていて、今年は「数理モデル元年だ」なんて捉えているのですが、それと同じような話だと思っています。

「濃厚接触」の「接触」の範囲に関しても、みんなが肌で触れるような距離でその問題と向き合うというのは、これが初めての経験です。この流行を何回かの波で経験するたびに、皆が身近な問題としてくれるということが繰り返されて、やっと学ぶものなのだなぁというのは、その結核の際にも実感しました。濃厚接触の定義って、現場を見ていないと分からないですよね。感染者と1分、2分、空間を共有していただけで、やっぱり危ないって思ってしまうものですから。

「濃厚接触」の定義とは

編集　今回のコロナでも、たとえば小学校で1人感染者が出たけれども、濃厚接触者はいないから休校にはしない、という対応が発表されたときに、やはり心配になる人が出てきています。改めて聞きますと、濃厚接触の定義というのはどういうものになっているのですか？

西浦　はい。一般に言われるのは、かなり近い距離で、空間を一定時間以上共有している人が濃厚接触者となりますね。ですから今の小学校の例でいうと、感染性期間（二次感染を起こす可能性のある期間）だったことが明確な時期に、同じ教室で長い時間ずっと一緒にいれば、それは濃厚接触者になります。ですが、感染性期間ではないときに一緒にいたということであれば、そうはなりません。

で、こういうケースがやっぱり一番、問題になります。親御さん的には皆さんすごく心配だと。そうすると今、岩田先生の言っていたような、検査の問題になります。うちの子は検査をしなくていいのか、感染していたらどうするんだ、という声でいっぱいになる。

岩田　はい。うち（神戸大学病院）でも似たようなケースがありましたが、たとえばそういう接触があった直後にＰＣＲ検査をしてほしいと言われたり（早すぎても検査結果に反映されない）、逆に、最終接触がすでに３週間ぐらい前で、もう潜伏期間をとっくに過ぎているので「いまさらＰＣＲやっても」という状況のこともありました。でもそれをお伝えしても、そういうときには相手は心配でものすごい勢いで詰め寄ってくるので、議論する時間のほうが勿体ないので、とっととＰＣＲしようかという話になりがちなのですが。

ですが、さきほどの濃厚接触の定義に関する質問は、なかなか難しいところもあります。たとえばＣＤＣも、日本環境感染学会も、濃厚接触の定義というのを病院向けをメインに出してはいます。サージカルマスクをお互いに着けていると濃厚接触にあたらない、というようなものを作っているんですね。でもこれは、科学的なステートメントというよりは、半分ポリティカル・ステートメントみたいなところがある。つまり、濃厚接触の定義をゆるめてしまうと、皆が濃厚接触者になってしまって、調べる範囲が広くなりすぎてしまうということがあるので、エビデンスレベルとしては低いのですが、まあ、その辺りで線を引いておかなければ埒《らち》があかないというような、そういうところもあるんですね。

だから、我々が濃厚接触かどうかを調べるときには、マスクをしていたか、していなかったかというデジタルな考えでバチッと切るのではなくて、目的は感染が広がるのを止めることなので、たとえば、マスクをしていたとしても、一緒にいる時間がすごく長かったりとか、ナースステーションなどの狭いところで一緒におしゃべりをしていたりとか、そういうことがあると、ちょっと加味するところがあります。

定義というのは基本的にデジタルな考え方であって、先ほど西浦先生も、いみじくもおっしゃっていましたけど、「可能性が極めて低い」というのは、要はアナロガスな概念なんですよね。ゼロなのかと言われるとゼロではない。「定義に当てはまる」「当てはまらない」という場合には、アナロガスな概念を無理矢理デジタルに「ある」「なし」という風に分けている。でも本当の世界はそうはできていないわけで、それを無理矢理デジタルな概念に変えて、「濃厚接触がある」「なし」というものに変換させているわけですよね。

公衆衛生のカテゴリーではそれで数えればよいのですが、実務としては、つまり臨床現場では、そうはいかないというのは多々あるわけで、「アナログの概念を理解した上でデジタルに扱う」という、ちょっとアクロバティックな頭の使い方をしないとならないわけです。

検査を受ける条件としても、それこそ、37度5分以上、4日間という、条件のあるなしで走り出してしまった保健所はたくさんありました。でも「まだ3・8日だから違います」などという切り方をしてしまうと、ちょっと非人情な話になってしまう。

この４日間という数字に、何かウイルス学的な根拠があるわけではないのです。ウイルスが時間を数えていて、時報が鳴ったから今から感染しますとか、そういう話をしているわけではないので、そこはやっぱり理解が必要なんですね。

ソーシャルディスタンスにしても、２ｍと言いますけど、別に２ｍ離れていたら感染リスクがドカンとゼロになるわけではなくて、やっぱりカーブを描いてだんだん下がってくるわけです。ですから、距離が２ｍ以上あっても、多少のリスクは残る。急にゼロになるわけではない。だけどかなり下がる、というわけですね。

この「かなり下がる」というのが大事で、この辺の概念を理解すると、このウイルスはすごく理解しやすくなるのですが、それが何か、１９９㎝から２００㎝になったとたんに何かが変わるとかいう、そういう概念で理解すると、本質を見失ってしまいます。

人の振る舞いが影響する新型コロナ

岩田　ぼくの側から見た新型コロナウイルスの特徴というのは、さきほどの西浦先生の話の付け加え的になるんですけど、個人的にはぼくは、ＳＡＲＳとコロナというのはかなり違っていると思っています。それは、クオリアがだいぶ違うんですね。

　クオリアというのは、キリンと象は同じ哺乳類でもずいぶん違うとか、そういうことですね。パッと見で違うということです。よくぼくは学生にこう説明しますが、ドラえもんとオバＱって違うじゃないですか。毛が３本あるのがオバＱだとかそういうことではなくて、パッと見、やっぱりドラえもんとオバＱって違いますよね。オバＱとドロンパは似ていますが。で、そういう見方をすると、ぼくの目から見ると新型コロナとＳＡＲＳは全然違っている。ＳＡＲＳはやはりアキュートな（急性の）熱性疾患です。ぼくは北京の病院にいたときにＳＡＲＳ対応を経験しています。そのときに感じたのですが、ドッカンと来るわけですよ。ですので、ここで勝負をするかしないか、隔離をするかしないか、ＳＡＲＳ専門病院に送るか送らないか、というのを、即座に決断しなければならないような病気なのですが、それに比べてコロナは、なんというか、もっと長いし、それに二面性があって、煮え切らない病気なのですよね。だから、多くの人は無症状だし、症状があっても非常に軽い、それこそ鼻が利かなくなるとかその程度だったりする。

　で、そうすると、当然、感染者の活動性は全然落ちない。病院にも行こうと思わない人がほとんどだし、家で寝ている人もいないしということで、どんどん広がっていくわけですね。世界中に広がるスピードもすごく速い。

ＳＡＲＳの場合には、半年ぐらいで流行が収まりました。まああの頃は、国際間の移動なども今とは比べものにならないぐらい小さかったですし、中国も今より「小さな国」だったということはもちろんあるのですが、それも踏まえた上で、やっぱり新型コロナウイルスがとても広がりやすい性質を持っていて、それはヒューマンファクター、つまり人間の活動が非常に影響をしているから広がりやすい。で、広がった先にはやはりご高齢の方や、リスクファクターを抱えたヴァルネラブル（傷つきやすい）な人たちがいて、そこで重大な病気をひき起こしてしまう。だけど、一方で、ほとんどの人は元気なままという。

このような二面性がありますので、マインド面でも、一方では「まあたいした問題ではないじゃないか」と言う人がいて、でも他方で、ＩＣＵでずっと重症患者を診ているような人は、「いやいや、こんな酷《ひど》い目に遭うこともあるんです」と主張する、ということで、概念的に噛み合わない。それで論争が起きやすいですし、バッシングも起きやすい。どちらかがどちらかを罵倒《ばとう》する、というようなそういう状況になっている。

ＳＡＲＳのときにはですね、概念的に、誰かが誰かを罵倒する、みたいな問題はほとんど起きなかったですよね。

西浦　はい、はい。

岩田　ＳＡＲＳは大変な病気だから、しっかり頑張ろうということで、ほぼみんなで一致できたのですが、このＣＯＶＩＤ－19については、もう「そんなウイルス存在しないんだ」って言う人からですね、まあさまざまな意見の人がいて、これはインターネットの影響もあるのですが、皆の見解がバラバラですよね。

西浦　はい、そうです。

人類史上いちばん変なキャラのウイルス

岩田　というわけで、非常に多面的で、かつ、ヒューマンファクターに乗じて広がりやすいというのが、一つめの特徴です。

　それから次の特徴としては、先ほどの新宿の歌舞伎町や北九州の話でもありましたように、蟻の一穴、針の穴ほどの隙間《すきま》があると、そこからすり抜けてとたんにどこか別のところへ飛んで行ってしまうという特徴です。

　病院内感染などは典型的ですが、ある病棟で院内感染が起きて、そこの濃厚接触者を全部見つけてＰＣＲをやって、職員も休ませて、みたいなことをしていると、あっというまに離れた透析センターなどに患者がポッと１人見つかって、あ、ここも全部クラスター対策だ、という感じで飛び火していくんです。しかも先ほども述べたように、多くの人には軽症の症状しか起こさないから広がりやすくて、あっちこっちに飛んで行きやすい。

火を止めようとしても、火の粉はあちこち飛んでいってしまうわけですね。火の粉は小さいし、あんまりたいしたことはないように見えるのですが、放っておくと、それがどこかでまた燃え広がってしまう。すごくやっかいな病原体です。

おそらく、地球上の病原体で、人類がこれまで取っ組んだなかで、一番変なキャラのウイルスだと思います。エボラとも違うし、ＨＩＶとも違うし、ＳＡＲＳともＭＥＲＳとも違う、インフルエンザとも全然違う。さきほどのクオリアという観点から言うと、このＣＯＶＩＤ－19っていうのは、他のどの感染症とも似ていないと、患者さんや、世界の他のデータなどを見ていると、すごく思います。

さらに感染の広がり方も、ぼくはすごくストカスティック（ランダムに決定される）で、決まりがないと感じています。ですから先ほど西浦先生がおっしゃっていたように、「全然感染させない」ということもしょっちゅうあるんだけど、感染させ出すと、ダイヤモンド・プリンセスなどでもそうでしたが、ものすごい勢いで広がっていく。R0（基本再生産数）も、地域とか研究とか論文によってバラバラじゃないですか。

西浦　そうですね。

岩田　そして繰り返しますがヒューマンファクター、つまり人の振る舞いによる影響がものすごく大きい。普通、R0は、麻疹であればこれぐらい、インフルエンザであればこれぐらいという感じで、ほぼウイルス学的な、ウイルスとしての特徴があるのですが、コロナに関しては人の持つウェイトがすごく大きいのですよね。どの感染症もそこそこはそうなのですが、それにしてもかなりその属性が大きくて、人の振る舞いによって広がり方が全然違う。

だからよく、実効再生産数が、4月、5月に1以下に下がったから、もう何もしなくても勝手に収まるんだ、みたいな話がどこかで流れますけれど、そうではなくて、あれは抑えつけ続けることによって抑え続けられるのであって、あるとき油断してちょっとゆるめてしまうと、やっぱり、またドンと大きな、多数の感染者が出てしまう。

結局ウイルスって、いくら減らしても、ゼロにしない限りは、また増殖したら元の木阿弥なんですよね、一般論として。だから抑え続けない限りは、あとでバックラッシュが起きる。その辺りの概念理解ができると、だいぶ話はすっきりするなと思っています。

緊急事態宣言の発出は遅すぎたか

編集　岩田先生がこの本の本文の中で、緊急事態宣言の反省点というのを書いています。簡単に言うと、発出が遅すぎた、そして範囲が広すぎた、さらに解除するのも遅すぎた、と。この3点に関しては、西浦先生はどう思われますか。

西浦　はい。それについては、まだ今現在も継続している問題でもあると思うんですよね。まず「発出が遅すぎた」の話が一番、科学的に妥当に検討しやすい話だと思っています。流行対策としては、社会で一律に接触削減をすることは、始めるのが早ければ早いほど効果的なんですよ。つまり、早くやったほうが感染者は少なく済んだかというと、おそらくその通りです。

で、実際のところのデシジョン（決定）としても、本当は、与党の役員会で宣言を表明するというような儀式的なことをしている時間があれば、その前の週に発令できたけどな、というような感じの部分はあって、そういう点はもう少し何とかならないものかなあというのは、ぼくも葛藤があったところですね。

とはいえ実際のところ、科学的に見て、それよりさらに早く宣言ができたかどうかというと、それもまあまあ難しかったと思っています。たしかに、輸入感染者がいて、流行が不可避だった、というのは、振り返ってデータを見ていると丸わかりなんですよね。今振り返ってデータだけを見ると、３月の下旬の時点で宣言できたように思っています。

ですが、おそらくリアルタイムでは、当初の受診の目安にあった「発熱後、４日間経ってから受診するルール」などもあって、それが分からなかった。で、実際には４月の頭ぐらいのところで、おそらくやっと判断できたということだったとは思います。

ですが、それよりも発出がさらに１週間遅れているのは、先ほども言いましたように、本当はもっと早く、制度上ではできるかなという思いはあります。

これについては、第二波以降でも考えるべきものなんですね。どうすれば早くに決断できるかというルール作りみたいなものは、おそらくできそうです。早く出せば出すほど、うまくいくはずなんですね。今の時点でも、流行制御、封じ込めができそうにないのであれば、どこに先に休業要請を出すのかといった話というのは、もっと積極的にしなければいけないのですが、今は別問題があって、なかなか早く動いていなくて、これもおそらく歴史が検証することになるだろうとは思っています。

編集　別問題。

西浦　はい。今も流行が拡大していますよね。このままだと制御ができなくて、確率的に流行が大きくなることが明確なのであれば、緊急事態宣言に相当するようなものを早く出せば出すほど、その期間は短くて済むし、被害規模も小さく済むことは分かっています。

　そしてそれは、３日遅れたら自粛期間も３日延びるというレベルではなくて、宣言が３日遅れたら自粛期間は１週間延びます、ぐらいの非線形の違いが出てきてしまうので、本当であれば早く決断できるといいのですが、今は、どちらかというと国としては、緊急事態宣言については一回「しないんだ」という方針を明確にしている。で、その中でできることを模索しながら、第三波の乗り切り方を学ぶことも含めて、これでちょっとやってみようという、挑戦がいくつかありそうなのです。

　ですのでデシジョンの仕方は、とても難しそうには感じますね。今の時点でも、たとえば昨晩もぼくはほとんど寝ずに流行状況を分析していました。その結果に応じて、今週、何をするのかを決めたいというのが背景にあって、データを見ているのですが、データ上からは、もうぼくは数週前から言っていますが、「これは、増えますよ」と。「この状況は、点ではなくて面で増えていますから、増えますよ」という話を、何週間か繰り返して言っています。でも他にも異なる意見でこのデータを見ている人たちもいるので、そういった会議上での意見の不一致なども総合して勘案して、今の対策というのが取られているわけです。ですので、ぼくから見て「明確に増えているけどなあ」というのを材料を揃えてお話ししても、必ずしもそれにのっかって何かがすぐに決まっていっているというわけではないのです。

範囲は広すぎた

西浦　次に、範囲が広すぎたという話は、もうその通りですね。緊急事態宣言は本当は、最初は都市部にだけ限定してやっていたのですよね。先ほどのクラスター対策の話にもありましたけれど、今後のやり方としては、高い頻度で伝播が起こっているような地域に限定をして、職種もある程度限定をして、というような止め方というのは、できなくないんですよ。

ところが今回の緊急事態宣言では、途中2週目のところで対象が全ての都道府県になりましたよね。このような大雑把な考え方というのは、専門家のアドバイスによるものではないです。つまり政治の方から出てくるわけですが。主要な都市部が止まっているのだから、地域が止まってもまあ、と思ってやっているのかどうかはともかくとして、対象地域の増やし方が、多少パフォーマンス的に、決断力のアピールとして決められているように見えるというのも、多少否定できないように思われるやり方になっていたとは思います。

岩田　学校の休校もそうでしたね。

西浦　はい。というのがあって、都市部は緊急避難的に「面」で宣言したとしても、なんていうかもっと、地方は選択的にできないのかな、というのが、第一波でした。あの限られた時間のなかで、政治構造や、専門家のフィードバックのやり方にも限界があった中で、多くを望むことは難しいのですが、第二波以降に活かしてほしいなとは思ってはいます。

　第二波では、「東京対象」と言うにしても、東京全域を止める必要はおそらくないのではと思っています。つまり早い時期に選択的に一部の場所を止めるということはできると思うんですよね。厳密に特定の区だけの動きを止める、なんていうことは難しいでしょうが、特別区のうち一定の地域だけ伝播を止めれば、とか、どこかの業種だけを止めて漏れ出すのを防げばとか、そういった方策はおそらく不可能ではないのですよね。それは知事の権限としても与えられていますので、このあたりのことはシミュレーション上でもそろそろ検討は始めていて、こうしたことの可否も、これから検討していくべき部分だとは思っています。

岩田　ちょっと話が戻りますが、第二波というのは、第一波よりも大きくなるという予測で、もうほぼ揺らぎはないのですか？

西浦　はい、そうですね。第一波よりも第二波は、増殖する速度は遅いのかもしれないですが、宣言を出したり、あるいは大きめの休業要請や移動の自粛に打って出られる度合いが小さいですし、それも遅く出すだろうというのがありますので、第二波のほうが大きくなるのだとは思っています。

岩田　それはヒューマンファクターも加味してということですか。

西浦　そうです、そうです。

岩田　なるほど。

解除は遅すぎたのか

西浦　最後の「宣言終了が遅くなりすぎた」という点についてですね。

この点についてはぼくは、尾身先生ともども、社会から大きな批判を受けました。それは経済的インパクトがあまりにも大きかったということも理由ですし、一部の地域では、流行が続いていないのに宣言の解除が遅くなったということもありました。

これについていえば、東京や、流行が続いている一部の都市では、クラスター対策ができるということが次の対策につながっていなかったのです。そういうことがあったので、一部の地域では続けなければならなかったのですが、でももっとフレキシブルに、きめ細やかに解除することはできるんだろうなぁっていうのは、あの、背後で何も言っていないかっていうと、そんなことはないです（笑）。ここの県だけでも、もう、よろしいんじゃないですか、ぐらいな感じのことは、分析上ではいろいろ言っていたのですが、そこまできめ細やかなことは、第一波ではやっぱりできなかったのですね。

困っていたのは「解除される」というメッセージの難しさでもありました。「緊急事態宣言が解除ですよ」というと、特に東京などではそうなのですが、「あ、行動の全てが解禁なんだ」ってみんな思うということです。

実効再生産数を推定していても、「ああ、困ったな」と思うのですが、緊急事態宣言が解除されると、実効再生産数がまた1を超えてきます。1を超えた状態が10日間以上も続くと、本当はそこで一回、解除のプロセスを逆噴射をしなければいけないのですが。でも、宣言が解除されて、みんながああ戻ったんだって思って、普段の暮らしになると、食堂などもそうですが、ご覧になったら分かるとおり、すっかり以前と同じように戻って食べているところもありますよね。これが放置されるようなことが起こってしまうのです。つまり、そうしたきめ細やかな部分がちゃんと整わないと、解除も逆効果になることがあって、難しいなあというのは相当、やりながら学ばされています。

岩田　フランスやドイツでは、一回ロックダウンを解除しても、また戻したりとか、あるいはフランスなどでもあったように、お散歩なんかはいいですよ、というふうに少しゆるめてみて、で、やっぱり感染者が増えてきたので、またしばらくやめましょう、なんていうふうに、こう、行きつ戻りつっていうのは、いろんな国で経験していることですよね。

西浦　はい。

岩田　日本の場合は、この行きつ戻りつっていうのが、若干、苦手というふうにぼくは感じています。「みんなで決めたんだから」っていう日本でよく言われる言葉があって、決めてしまったら動けない。前に行くにしても、後ろに下がるにしても、です。つまり、ものを決めるときに空気で決めるので、その空気が醸造されてしまうと、もう引き返せないんです。

これは日本独特だと思っています。ヨーロッパなどですと、行ったり戻ったりっていうのは、割と小刻みにやっている国もあると思うのですが。

西浦　はい、おっしゃる通りです。

岩田　だから日本では、いったん「自粛モード」になると、とたんにみんなすごく極端になって、自粛モードで勝手にやってくれる。でもこれは、別に日本人が勤勉だからでも規律正しいからでもなくて、同調圧力がやたらと強いだけなんですね。みんなでオッケーモードになると、今度はみんなオッケーになっちゃうんです。それがまあ、一つ、大きい問題かなと思いますね。

早く始めれば、早く終わる

岩田　で、先ほどの、緊急事態宣言の解除が遅れたというのは、一つは、最終的には遅れたというのはもちろんあるのですが、一方で、「もっと早く始められていればもっと早く終われたはずだ」っていう、そういう別な計算もありますよね。

西浦　はい、そうですね。

岩田　つまり、これは「損得」の関係ですよね。「今、この時点で緊急事態宣言を出しておけば、もしくはロックダウンをしておけば、最終的には全員が得をする」っていう判断の基準を作れば、「ここでやりますよ」ということが言えるわけですが、そうではなくて、「いや、今この時期にやると、ちょっとみんなが納得しないから」といって「みんなの納得」を求めようとすると、だいたい機が熟するまでずっと待つことになるわけですよ。

　大学の教授会などがまさにこれで、みんなが納得するまで延々と議論を繰り返す。夜遅くまで会議が続いて、「もうみんな言うことないよね、これ以上議論しても仕方がないよね」となってから、決を採りましょうという話になる。それまでにもう延々と、無駄かもしれない議論をして、疲れ切って判断力が鈍った頭で決を採る。で、なぜそういう結論に至ったのかというプロセスの合理性や論理性はほとんど関係ない。つまり「みんなが納得しましたよ」「いろんな人がいろんなことを言いましたよ」ということを重視する。ぼくは専門家の分科会というのもすごく無駄が多いと思っています。というのは、いろいろな立場の人を入れればものの決め方が上手になるということは全然ないので。

西浦　はいはい。

岩田　本当は、感染対策は感染対策で、経済は経済でということで、それぞれの専門家が、それぞれの部門でものを決めればいい。緊急事態宣言が一番最適解かどうかを、たとえば経済的なファクターでは決められないのですよね。

西浦　はい。

岩田　感染を一番効率的に抑える方法として、たとえばクラスター対策では追いつかなくなったら、最後に残された手段というのはロックダウンか緊急事態宣言しかない。つまり先回りをして感染経路を断つ方法です。それをせざるを得ないときというのは当然あるわけですよね。それをしないと後でもっと大きなロックダウンをしなければならなくなるわけで、そのへんの決断のタイミングというのは、プロフェッショナルに感染症学的に、「ここがその決断のときだ」としか言いようがないんですね。それなのに、合議制で決める。
少し話がずれますけど、ワクチンを定期接種にするかしないかを決めるときに、予防接種の分科会というのを開くのですが、たとえばアメリカのＡＣＩＰだと、小児科医や家庭医、ワクチンの専門家や疫学の専門家などが集まって13人で投票して、たとえばＢ型肝炎ワクチンは打つべきだ、打たなくていいなどということを決めるわけですよ。
ところが日本の会議だと、たとえば、薬害Ｂ型肝炎の被害者の会の人なども参加するわけですね。でもそれは、Ｂ型肝炎ワクチンの運用の是非を論じるエキスパートでは全然ないわけで。

西浦　はい。

岩田　Ｂ型肝炎をうつされてしまったことによる被害を抱えている方々の代表者であって、これからＢ型肝炎の予防接種をどうするかという議論とは無関係なのですが、要はステークホルダーを全員集めておかないとみんなが納得しないという考えなのです。だから、新聞記者とかも入っているわけですよ、そこに。

西浦　はい。

岩田　今のコロナもそうで、県知事が入っていたりするんです。県知事関係ないですよね、感染症対策に。

西浦　（笑）。まあ、まあね、まあそうなんですけど。

岩田　その会議のファンクション（機能）というものを考えずに「でもみんなで、ここでこれだけいろんな人を集めて意見を聞いたんだから、もう納得だよね」ということが基準になっている。まあ、こんなことばっかり言っているからまた、怒られるんですが。

敢えて「今は勉強するフェーズ」と捉える

西浦　はい（笑）。ある程度はおっしゃるとおりなんだとぼくも思っています。で、今のフェーズに関しては、自分としては敢えて、まあまあ公的な場でも、「今は皆さん勉強するフェーズですよ」というのを明確にお話ししています。そしてちょっと、感染症専門家として、必要以上に口を酸《す》っぱく言い過ぎるのを堪《こら》えています。つまり、控えるようにしています。

　どういうことかと言うと、この感染症に関しては、緊急事態宣言が終わってから、また感染者ははっきりと増えていますよね。で、もう皆さんも学ばれて分かったことだと思うので、接触をすると増えると。で、接触しなかったら減ると。で、長い期間走り抜けないといけないと。さあ、ではどうしましょうかという命題に今、立ち向かっているわけですね。そんな中で、本来は、やや軽薄に行ったり来たりができるとよかったんです。

分かりやすく言うと、ぼくはオランダでポスドクをしていたときに感じたんですけど、オランダなどヨーロッパでは、やっぱりもう少し軽いんですよね、皆さん。政策決断も含めて、いろんなことが軽いんです。論理的に明白に右側だ、というとみんなで右に行ける。あ、でもこんどは反対側だ、っていったらみんな、さーっとそっち側に行くと。そういうふうな、納得に足るようなものがあると軽く動ける気風というのはあると思います。それは、日本の「もう決めたのだから絶対変えません」形式とは全然違っている。

で、今回のことについても、後からきちんと振り返ってもらいたいと思っているのですが、実効再生産数はずっと推定した上で政府機関に渡しています。で、ドイツなどではそうですが、実効再生産数が1を超えることが何日以上続いたら、これは最適な状態ではなくて増え続けているから、一回逆噴射しますよというのを、決めているんですよね。

日本の場合は、かなり前のめりな形で、社会の動きを元に戻すということを決めていて、それを戻すことに一生懸命で、そこでブレーキを踏んで逆噴射をするということができたかというと、一切できなかったんです。今やっと、「ＧｏＴｏ」のところでブレーキを踏むかどうかみたいなことで、政治的ないろいろな動きが出ているのが今週です。

　これもなんというか、最後の最後の瞬間になって『ＧｏＴｏ』はやっぱりないんじゃないか」とどこかの議員さんが言い始めたとか、総理はそろそろ代わるようだとどこかの党首が言ったとか、そんな感じで一気に風がすわーって吹いたら、いつのまにか「専門家の意見を聞こう」という話になっているという。そんな感じで、「ＧｏＴｏ」が始まるギリギリの段階になって「専門家の意見を聞かなければ」と政治家が言い出して。

編集　それまではなかった。

西浦　はい。それまでは、緊急事態宣言の前、そして最中も、尾身先生、押谷先生、ぼくの３人でほぼ毎日会っていました。宣言が終わってぼくが北海道に帰ってからは、尾身先生、押谷先生の２人で、３日に一回ぐらい会ってもらっています。そんな中でも「ＧｏＴｏ」の是非について聞かれたことは一切なかったのですね。「ＧｏＴｏはするから」「８月だから」ということまでは聞いていた。それが、時勢で困ったら「専門家の皆さんにご判断をいただく」と言う。これはスケープゴートでしかないですよ。

　すると押谷先生などは厳しい目で、真剣なまなざしで言ってくれるんです。これは、感染制御としては（感染の）種を撒くことになるが、愚かなことをしているのではなくて、この機会にみんな、安全に移動する方法までを含めて学ぶ覚悟でやるんだ、と。感染を防げたガイドラインも防げなかったガイドラインも、生活をしながら改善していく、という覚悟ですね。おそらくそこまでの覚悟は政治の方にはないかもしれないけれども、それが達成できるところまでみんなやるんだ、というようなことを、暗にみんなに伝えるんです。だから、今の分科会では専門家が容認しているような体《てい》になっていますが、背後にはそういうような議論、思いがあります。

外出、旅行、そしてその旅行の種類によっては、感染対策をしっかりとった旅行を家族がするのであれば危なくないから、どうやって旅行をするのかを周知するんだと。で、一方で、団体旅行でコンパニオンを伴うようなものはリスクが高いし、中高年以上の基礎疾患がある人も来るから、そういう旅行だけは制限して、でも他の旅行は、勉強のためにやる。

という覚悟をもった議論が一応、背景にはある。ですが、キューッとブレーキをかけて止まるようなことはなかったですね。他の国では、日本よりロックダウンが明けたのが1カ月程度早いのですが、社会の開いていくペースは日本のほうが早い部分もけっこうたくさんあって、ペースとしてはすごく早いんですよね、開放していくのが。

一方で、時間の遅れや報告の遅れを加味して、実効再生産数をしっかりと再評価するというのも、日本では確実にはできてはいない。というのが実際のところなので、そこには相当なフラストレーションを専門家としては持ってはいるのですが、その点はおそらく、この第二波の教訓というので、今後おそらく政治や行政の人を含めて学ぶ機会になると思います。
で、これを繰り返しながら、我慢強くやるしかないんだな、と今は思っています。長い距離、長い時間を走り抜けて、ゲームチェンジャーがあらわれるところまでやらないといけないですよね。で、その間にはでこぼこの山というのを何回も走り抜けなければいけないのですが、そこまで長い距離を走り抜けていく間に、このウイルスとの付き合い方の最適解というのが見つかると思うんです。で、見つけるそのプロセスの一つとして、今、堪えるところなんだろうなとは思っています。

第一波が、割と頭ごなしに「これはダメです、あれはダメです」というのでピュアにやり過ぎて、というものだったとしたら、もうあれはダメ、これはダメとは言わずに、頑張ってみんなで書いたガイドラインの何がダメだったのかっていうのを一つ一つ反省して振り返りながら、中身を洗練させる。流行対策については社会全体で、ハイリスクの場も含めて、コンセンサスを得ていく、というようなプロセスを、時間をかけながら、今はみんなで勉強しているんだと思うんですね。で、これで学習できなかったら、この国持たないかもしれないって思いながらやっていますけれど。
とはいえ、ギリギリのラインまでそういう学習が続いている状態で、今はもう感染者が増えているんで、心配だなあっていうような、胃のキリキリがずっとありますけれども、はい。

政治が変わるという期待

岩田　さきほど西浦先生は、時間が経ったら実効再生産数をもう一回見直して欲しいということをおっしゃっていましたけど、あんまり見直さないんじゃないかなってぼくは（笑）、個人的には思っていて。

西浦　（笑）、はい。

岩田　これまでもいろいろな感染症の流行が起きましたが、それをレビューすることはほとんどなくて、あるいは、あったとしてもだいたいシャンシャンで、総括会議をしても結局、「いろいろ大変だったけどみんな頑張ったよね」という感じでチャラにしてしまうので。SARSのときも、CDCが必要だと言ってましたよねと。新型インフルのときもそうでしたよねと。で、また同じ話か、という。今回もたぶん、喉元《のどもと》過ぎたら「また済んだことを蒸し返すのか」と、みんな頑張ったんだから文句言うなと、言われるような予感がしています。

西浦　（笑）。今回は、でも、やると思いますよ。政府のほうは、今回は相当動くとぼくは思っています。厚生労働省の動きにくさ加減みたいなものは、たぶん岩田先生とぼくは感覚を共有していると思うんですが、ただ、政治家がちょっと変わるだろうなとは思っています。

岩田　あ、そうですか。

西浦　はい。おそらくですが今回の流行というのは、まだ第三波、第四波というのを繰り返しますが、そうなると、状況次第ではそのあたりで政権がもたなくなる可能性もありますよね。政権交代か解散か、そういうこともありうる。そうすると皆が、このコロナウイルスの長期化問題を相当真剣に考えると思います。感染症の専門家の司令塔がないだとか、分析をどのように尊重して政策を打つかということに関して、波が続くごとに皆さん目の色が変わってくるのではと思っています。

組織とかシステムの変革というのは、そういう契機に、おそらく政策課題の中に確固たるものとして入ってくるのではないかなと思いますから、その部分は変わるのではと思います。ただ、日本の政治家の人たちと時々会うことがあって、仕事をするようになって分かったのですが、とても政策通で、この人は感染症制御にかけては頼れる指示が出せる、というような人がいるわけではない。政治家の秘書やブレインの構造が、海外に比べると未発達なので、一人一人が数少ない補佐官や秘書に支えられて、どうすればいいのかということを臨時の専門家を雇いながら何とかしようとしている。ここにも、専門家だけではない層の薄さというのを、ぼく自身も少しお話しする機会が増えて実感させられました。

おそらくそのブレインの構造自体は今後も急には変わらないのでしょうけど、この流行がさらに続いてそのときの政権が倒れるようなことがもしあれば、それによって感染症の制御というものがどれだけ恐ろしいものなのかということや、制御をするときにどういうシステムがあれば事故を起こさずに済むのかということに関して、おそらく経験をしながら、政治をする人たちも学ばれると思うのですよね。それできちんと責任をとる構造を考える。

今回などは専門家会議が廃止されるなかで、いろいろな人がいろいろ発言してもそれほど変わらなかった。でもこの状況が続くことで、責任の所在やその構造を明確にして、政治と専門家が分担できる方向には、少しは変わるのだろうと思っています。そうやって洗練する過程に今、おそらくいて、それが外形的なものなのか、それとも内実伴ったもので、うまく流行とともに走っていくのかはまだ分からないのですが、そこが立ち上がるとなったときに、いろんな有志の人たちが協力してうまく走っていけるといいなとは思っていますね。

「届け出システム」の課題に見る日本の構造

岩田　ぼくはもうちょっと、悲観的ですね。
　この本の本文でも書きましたが、感染者の報告システムが、ＦＡＸからオンラインになったという話がありますよね。でも東京の人の話を聞くと、結局、そのハーシス（ＨＥＲ－ＳＹＳ）という新しいシステムは非常に使いにくいので、やっぱり今もＦＡＸらしいですね。

西浦　はい。

岩田　で、これはもう、じつは歴史があって、昔の、エイズのエーネット（Ａ－ｎｅｔ）という情報システムが、まったく同じ構造で、使いにくいので誰も使わなかったということがあったんですよ。つまり同じことを延々と繰り返しているわけです。ですからまあ、ぼくは割と悲観的で。まあ前進もするかもしれないけれど、結局のところ、抜本的に変わるというよりは、ちょいちょいっとマイナーチェンジをして、エートス的にはまた同じことの繰り返しかなと思っています。

西浦　ぼくも今回、システムの状況については実感させられたのですが、今まで、感染症の届け出のシステムというのは、こうした大きな流行があるたびごとに、流行途中でシステムを切り替えようとすることが何度もあったというんですね。で、立ち上げてはダメになって、というのを新型インフルエンザのときも含めて数回やっているけれども、どれも残らなかった。それで今回は、そのハーシスというシステムを作るときに、必ず走らせるんだぞという意気込みを持ってやっていらっしゃったと。

で、今のところ問題になっているのは、入力項目がとても長いと。システムを作るときに、地域の保健所や臨床医の意見を必ずしもたくさん聞いたわけではないので、濃厚接触のデータもそれで取ろうとしていたりしている。設計をするプロセスに問題があるということですね。

岩田　でもそれ、いつものことなんですよ（笑）。熊本地震のときもそうでした。入力項目が多すぎて、保健師さんが夜中までかかってデータ入力をしていた。でもそんなに入力する必要はないんです。入力にすごく時間がかかると、結局報告も遅れて、報告が遅れると対策も遅れるので、結局、何をやっているか分からなくなるんですよね。

だったらもう、入力項目をもっと圧縮すればいい。たとえばぼくはその熊本のときに、インフルエンザのアウトブレイクなどの介入ができるものに限って報告をすれば、それ以外は一切報告しなくていいと言ったんですよ。たとえば、避難所に妊婦が何人いるかというのを毎日入力しなければいけない。妊婦なんてそんな、次の日に10倍になったりするものではないのだから、毎日入力するほどのことではないですよね。どうして入力項目をやたらに増やして巨大なデータベースを作るのか。もう完全にあれは、研究者目線なんですよね。

西浦　いや、あの、研究者の意見もそう取っていないようです。だから、ちょっと残念なのは、そうやって行政的にたくさん打ち込むような行数がある一方で、どうもそれが効果的に何かの目的のために使用するということにつながってはいなさそうなのですよね。

これは厳しいなというのは、ハーシスが走り始めてから感じていて、結局、都の人などは、ハーシスではなくて、今のところまだネシッド（ＮＥＳＩＤ）という従来のシステムで報告しているとも聞きます。二歩進んで、三歩下がる、みたいなことをやっているなとは感じるのですが、でも有識者会議などでテーマにはあげてくれるようにはなりましたけどね。

岩田　入力してくれる看護師に聞くと、まあ1人分だったらできると言います。でも10人になったらとてもできないと（笑）。本来だったら、1日に50人でもさーっと入力できるぐらいのものにしないと、実用に耐えないと思うんです。そのことはエーネットで学んだはずなのですが、まあ担当が代わっているので、学んでいないのかな。

岡部信彦先生などもおっしゃっていますけど、新型インフルエンザのときの報告書や総括会議の議事録も、活かされていないんですよね。やったふりになってしまっていて、当時の総括が活きていないんです。だから、この業界でずっとやっていると、また同じことの繰り返しかなあって思わざるをえなくて、だんだんペシミスティックになっていくわけです。しかも、日本は、なんだかんだで、割とするっとすり抜けるんですよ。

西浦　ああ、そうですね。

岩田　韓国がMERSで遭ったように、あるいは中国がSARSで遭ったように、かなり痛い目に遭っていれば、相当直すと思うんですけど、なんだかんだでその辺はするする抜けてきたというのがあって。今回のコロナも割とするするすり抜けてきているんですけど。

西浦　はい。

岩田　で、結局、現状維持でいいやとか、あるいは逆に、これまでの対策は全然だめなのではないかという話になったりもしている。今なんかはもっと酷い話で、要は専門家の意見なんて聞いてもしょうがないみたいな流れすら出ていますよね。

西浦　はい、はい。

岩田　で、全然感染症のプロでない人たちが、これが正しい、あれが正しいという話をされて。これは日本に限らずアメリカなどでも同じことが起きていますけど、まあ、すごく困っています。

発言と党派性の切り離し方

編集　「専門家の意見を聞く」というときに、発信したことが意図しないところで党派性を持ってしまって困るということはあると思うのですが、そのあたりの難しさはありますか。

岩田　ぼくはだから、党派性は完全に切り離すことにしています。自分の出自だとか、あるいは自分が感染症のプロであるということすらゼロベースにして、捨てる。自分がたとえば神戸大学に所属していなくても、日本人じゃなくても、男性でなくても、感染症を生業《なりわい》としていなくても、同じ結論が出せるかというのは、自分の中で必ず反芻《はんすう》するんですね。

で、この立場だったらこう言うけど、あの立場だったらこうは言わないというのは、サイエンティフィックなアンサーとしてはよくないと思っているんです。つまり、なんらかの利益誘導のためのアンサーであってはならないというのは、常に考えています。

それからもっと言うと、経済的な側面は無視すべきではないということに関しては、その通りだと思いますし、それから、いわゆる相対思考というものがありますよね。つまり、新型コロナだけではなくてインフルエンザや自殺、交通事故や大気汚染など、他の事象も同時に併せて考えなければいけないんだというのは、ぼくもそうすべきだと思っています。

たとえば新型コロナ対策のせいで、他の病気や事故による被害が増えるというのでは、まったく本末転倒です。感染症だけ焼け太りすればいいとか、そういう発想の仕方はぜったいにダメだと思っています。ぼく自身は、感染症の医者であると同時に、ジェネラルメディスン（総合診療）の医者でもあるので、要は心臓の病気も甲状腺の病気もうつ病も、みんな診る。漢方内科もやっていますので不定愁訴も診る。そういう立場から、自分が感染症のプロでなかったとしても同じような結論に達するかというのはすごく意識していて、逆にだからこそ、党派性まる出しの人とまったく話が嚙み合わないというのはあります。

西浦　はい（笑）。

岩田　それで、よく怒られています。

「ファクト」と「高度な専門的意見」を分ける

西浦　ぼくに関しては、今、政府にいる側で働いてきたので、国の意見を代弁するようなことがあってはならないなというのはまあ、原理原則としてやってはいます。で、そういうときに、とっても注意しなければいけないのは、科学的なファクトで意見をしているものと、高度専門的意見というものとの区別というのは、相当、わざと分かるように話をしているつもりです。

　つまり、ファクトで言うと、感染症の流行制御をするときには、制御の仕方というのは基本的にとても分かりやすいものである一方で、人権とか自由というような概念とはすごく相性が悪いんですね。で、それを分かったうえで、そうした意見や反論が出てくるように匂わせながら、意見を流布《るふ》したりということもしています。つまり、「ポピュレーション・サイエンスをやっている目線から言えば、科学的なファクトはこうですよ」というのがより明確になるように、わざとお話しするようにというのは、工夫をしています。

　分かりやすく言うと、たとえば「ＧｏＴｏ」となると、ファクトとしての基本的な意見で言えば、「流行中に人が動く。よいでしょうか、ダメでしょうか」と聞かれたら、ダメに決まっていますよね。動けば空間的に広がるリスクがこのように高くなる、というのが言えるので、それをまずしっかりと言うというのが一つの重要な、最初のファクトです。

　一方で、高度な専門的な意見というのは、それを踏まえた上で、何を念頭に置いているのかという前提条件のもとに、意見をきちんと話さないとならない。

　たとえば、本当は「ＧｏＴｏ」はダメなんだけれども、ダメというファクトだけを主張しても政府は動かない。ではどうするか。このままでは経済、特に観光業が立ちゆかないので、

「GoTo」をやると政治家は言いました、と。その「言いました」ということを踏まえて、じゃあ、どうしても旅行するというのなら、そのときは何を制限しないといけないのかとか、誰が、どの地域で、制限されないといけないのかとか、あるいは、ガイドラインとして何を守らないといけないのか、というのを明確にした話をそこに組み立てていく。そういうちょっと高度なことが起こらないといけない。

その部分には、さまざまな葛藤とデータ分析がけっこうなレベルで積み重なっている部分があるので、そのノウハウを次の世代にどうやって伝えていこうかっていうのは、相当難しい課題だなというふうには感じています。

今回の流行で幸運だったのは、もう、ぼくよりも20歳以上も上の、60代、70代の先生方、ああやって火中の栗を自分のことのように拾ってくれるような専門家会議の人たちが、それなりにいたからです。尾身（茂）さんみたいな先生が、もう最後のご奉公だと言いながら（笑）、命をかけてやってくださっているんですよね。こちらの意見をほぼ毎日、携帯で電話をかけて聞いてくれているんですよ。「これ〜、西浦さんは〜どう思うの〜」って。「データ分析ではどうなの〜」って。そうしてお伝えしたことを踏まえた上で、横に座っていると、ごにょごにょごにょ言いながら、政府と交渉してくれているんですよ。「いや〜、やっぱり大臣ね、ＧｏＴｏは、行くか行かないか、どうなのかっていうと、私は、行かない」とかなんとか、いろんな尾身先生の高等テクニックみたいなのが横で展開されている。で、その周りを、もう60代のベテランの人たちが、岡部先生とか押谷先生みたいな、炎の感染症制御専門家みたいな人がこう、固めているんですね。そしてその場で、制御とか交渉事で高度専門的意見が出てくるのですが。

こうした今勉強させられていることというのは、こういう場が10年ぐらいごとにあるときに、後進に伝えていくしかないのかな、どうなのかな、これはやってみないと分からないのかなあっていうので、葛藤しながら、客観的分析も伴ってやっているという部分があります。で、どうしても、国に近いところでやっていると、与党の意見が色濃く出るので、運営側の意見に寄せてみたらどうなるかというのを、ハンドリングするという点での難しさというのは、相当あると思います。そんななかでもリアリスティックにやらないといけないということですよね。ですので、その2つは混じらないようには、すごく気をつけています。

つまり「ＧｏＴｏ」はダメに決まっている、でもどうしてもやるんだったら、こうやってやりなさい、というようなことがきれいに示せるということは、ポピュレーション・サイエンスの人が国の近くでやっていく上では、必須なんだろうなあとは思っています。

「タイで1人の感染者」からパンデミックが見える

編集　岩田先生は本文の中で、専門家としてウイルスが「見える」怖さについて書いていました。西浦先生は今回の新型コロナでは、タイで感染者が1人見つかったときに、これはパンデミックになると思ったとどこかでお書きになっていました。お二人とも専門は違えど、そうした人より先に察知することが仕事のような部分もあると思うのですが、一方で、その時点でそうしたことを言うと、一般の人からすると大げさだと非難されたりもする。そのあたりの察知レベルの高さと、それを伝える難しさについてはどうですか。

西浦　はい。あの、ぼく自身が、なんというか別に特殊能力を持っているわけでもなく、感性でやっているわけでもないんです。実際にいつも何を根拠にやっているかというと、まず感染するリスクなどは確率でだいたいすでに出ています。

　で、たとえばタイ（1月13日）や日本（1月16日）で感染者が1人見つかったところで、あ、ヒト–ヒト感染が起きている、パンデミックになるなと分かるというのは、武漢でまだ40～50人とか言われている中で、タイや日本への渡航者は数百人に1人という割合を考えて、先ほどの確率の数値と比較してみると、あれ、おかしいな、となる。武漢でまだ40人、50人で、海鮮市場でとどまっているというのに、日本やタイへの渡航者に、もう出るはずはないな、と考えて逆算すると、これはヒト－ヒト感染が多数起こっていてどこかが物事を隠しているなとか、推定するると真実はここにあるだろうというようなことが推定できるんです。それが数理モデルの面白さですね。そうやって推定ができるわけです。

そのように統計学的推定によって確率が計算できることだったり、あるいは、今の東京のこともそうですけど、接触が戻ると、ウイルスへの感受性を持った人がまだ人口のほとんどなので、どれくらいのスピードで、いつ、何人ぐらいの感染者が出るかっていうのは、ある程度、プロジェクション（予測）といって、何通りかで示すことができるわけです。

で、一つ課題だなと思っているのは、こういうこと、つまり、どうやって出しているのかという過程が、数式で、ちょっと難しいんですよね。一方で、得られる結果というのは、今後を占う上で、けっこう重要な話で。その間のブリッジを、研究者人口の少ない中で、しっかりコミュニケーションできているかというと、なかなかそれはできていないのです。

で、分からない人が多いときに、自分でひもといて勉強してくれるのは、岩田先生みたいに興味を持ってくださる方だけなんですよ、残念ながら。その他の人は、その事実を、もう無抵抗に受け入れるか、あるいは、ディスライク、つまり嫌うような気持ちを抱いて拒否をするかっていう、その2つにしかならないという問題があるんですよね。

でも、ポピュレーション・サイエンスで重要な計算に関わるものに対して、この2つの反応のままで放置してはならないとやっぱり強く感じています。ですから、その仕組みに関して、教科書レベルまではいかないけれど、専門家ではない人の視点で噛み砕いてきちんと届ける、伝達する手段というのは、とくにデシジョンに関わっている間は、作っておかないといけないなと思っています。このミスコミュニケーションが、幾分の混乱の原因になっていることもあるので、ここは大事だなと今、思っていますね。

特に、「流行がこのあと、起こりますよ」みたいな話を、何も起こっていない平和なときにすると、社会を煽動しているようにさえ言われることもあります。でも経済活動を止められている立場からすると、ディスライクしたくなる気持ちにもなるのも、やっぱりよく分かるんですね。

で、それはアプローチの仕方の問題というよりも、それが噛み砕いてきちんと伝えられること、つまり、ある程度サイエンティフィック・ファクトとして、そういう数値や確率の感覚があるんですよというのがきちんと共有されることが大事なんですね。そしてそれができるだけスムーズに、しかも透明性をもって伝わることが大切で。で、もっと願わくは、それに対して、「いや、ぼくはそう思わない」みたいな研究者がもう１人別にいて、対案を出すようなことが起きて、健康的に議論が行われたら、もうちょっと前に進むんだけど、と。そういう伝え方の部分というのは、書いておかなければいけないなあと思っていますね。はい。

編集　ぜひ新書でも書いていただきたいですね。

岩田　それはいいアイデアですね（笑）。

実験データと、経験則は違う

岩田　ぼくの場合も、別に、感染者がいると髪の毛がピピッと立つとか、そういう特殊な能力があるわけではなくて、噛み砕いていくと基本的には、先ほどの西浦先生と同じです。

西浦先生が先ほどおっしゃっていたのは、じつはアブダクション（仮説推論）でして、つまり、こういうふうなシナリオで考えると、これが説明がつかない、というふうに、仮説の生成と、仮説の検証というのを繰り返していく。で、これでは筋目が合わないから、別の仮説をとるべきなんじゃないかっていうふうに考えるわけですね。

たとえば、神戸市で、ＰＣＲで六十何人の感染者が見つかっていますという段階で、あれだけの病院での広がり方を考えると、人口１５０万人の神戸市で六十何人しかいないという仮説、つまりＰＣＲで全部捕捉《ほそく》できているという仮説をとるのは、あまりにも無理筋で、理に適《かな》っていません。ですから本当は背後にもっとたくさん感染者がいると考えるほうが、より合理的だというふうに考える。このためには、演繹法と、帰納法と、アブダクションという三つの思考の仕方をそれぞれ組み合わせて考えるわけですね。

感染経路についても、今、このウイルスについては、いろいろな議論が起きています。たとえば一番典型的なのは、「エアロゾル」というのが今、一つのトピックになっていて、空気感染（Airborne infection）がどんどん起きているんじゃないかという説がある。これがさかんに議論されているわけですが、でも現場で見ていて、もしこれが空気感染だとして、何十メートルも離れたところでどんどん感染を形成させているとすると、感染者の広がり方が全然筋が通っていないし、感染対策の効果についても、空気感染が日常的に起きているとすれば、全然こんなので効果が出るわけがない。

そうすると、消去法でいけば「そうではない可能性のほうが高い」となる。

これは先ほど言った、ゼロイチ、つまりエアロゾルが「出る」か「出ない」かとか、そういう思考法ではなくて、「どれぐらい出ているか」という程度の問題なんですね。

で、ここで大事なのが、基礎医学的な実験のデータをそのまま臨床現場にぽーんと持ち込むのは危険だという我々の経験則です。つまり、動物実験とか、コンピュータのシミュレーションで、こういう状態が起き得ましたという「起き得る」ということと、「起きている」ということは、別問題だということです。

つまり、こうした状況を、富岳（スーパーコンピュータ）などを使ってシミュレーションをして、こんなにエアロゾルが発生しましたとなっても、それはいつもそうしたエアロゾルが発生しているということを意味するわけではない。

基礎実験というのはエクストリーム（極端）な環境を作ったほうが結果を出しやすいので、だいたいかなりエクストリームな環境下でやるわけです。たとえば動物実験で薬の副作用を吟味するときは、通常量の何倍もの薬を飲ませて、こんなに肝臓が悪くなりましたということを示すのですが、それはその薬を飲むとどんどん肝臓が悪くなりますよということではなくて、極端な場合にはそういうことが起こり得ますよ、ということなんですね。

データの解釈をきちんとやることについては、ぼくらはずーっと訓練を受けているわけです。だから、皆さんがたとえばネットのニュースで、ジョギングしているときにウイルスが10メートル拡散しましたというトピックを読んで、「なるほど、ジョギングしている人からは10メートル離れなければならないのか」と思うのは過度の一般化なのです。データが持つ意味というのを、ぼくらは必ず、もう一回、深読みするわけですね。
　つまりその情報が示しているものと、その情報が意味しているものというのは、必ず区別するということを、日常ずっとやっている。それが感染経路の理解につながります。

ゾーニングに必要な「イメージ」

岩田　そうすると、じゃあ病院の中では感染対策をどうしたらいいのか、ゾーニングはどうしたらよいのかという話になってくるわけです。ゾーニングというのは、本文にも書きましたが、実はほとんどの感染のプロはやったことがないんですよ。

西浦　はい。

岩田　というのは、ゾーニングを必要とする感染症というのは、日本ではほとんど存在しないのですね。麻疹でもやらないし、結核でもやらないし、エイズでもやらない。ゾーニングを必要とするセッティングでゾーニングを必要とする特殊な感染症に対して行った経験のある医師というのはほとんどいないですから、知らないんですね。だからダイヤモンド・プリンセスでゾーニングがうまくいかなかったのは、ほぼ当たり前といえば当たり前で。つまりこれもやはりみんな「にわか」なんですね。

そのゾーニングも、ではどういう理解のもとでどういうゾーニングが適切なのかといえば、やっぱり「イメージ」ができなくてはダメなのです。何千回、何万回と経験しているうちに、いわゆるウイルスが見えるというか、ウイルスがどういうふうに漂っているかというのがイメージできるようになる。見えているわけではないんだけど、イメージはできるようになる。

結核の患者さんだったらどういう感じで感染するのか。先ほどの、5分間そばにいただけでは結核がうつることはないのだろうなということも、繰り返し学び続けることで、だんだんイメージができてくる。どういうふうにうつるかというのを自分の身体の中に落とし込むことができるので、そうすると、病院の中でどう対応するかということも分かる。

これについても、ガイドラインでは、コンベンショナル（型どおり）に「全室陰圧個室でN95をつけて……」ということになるのですが、じゃあカンボジアなどに行ってN95が全然ないときに「どうやって結核対策するの」となったときには、ガイドラインに書いてあることを丸覚えしている感染対策者では、その先がないんですよ。

陰圧個室はありません、N95もありません、じゃあどうやって結核の感染リスクを減らしますかとなったときに、結核がどう感染するかがきちんとイメージできていれば、できないなりに、そこは、なんとかやるわけですね。

エボラについても同様です。そこまで落とし込むと、何年のガイドラインにはこう書いてあるからこうやればいいんだろうという、うちの感染症の若手のスタッフもまだそうですが、そういう対応のもっと先のところまで見える。それが先ほどの、アブダクション、帰納法、演繹法、あるいは、エビデンス・ベースド・メディスンと、演繹法、アブダクションでもいいのですが、それらを全部総合すると、イメージという形になって出てくると思います。

「若い人が経済を回せばいい」論について

編集　感染対策で言うと、重症化リスクの高い人になるべく自粛をしてもらって、他の人が経済を回すことができればよいという論がありますけど、これについてはどうでしょうか。

西浦　はい。あの、一見、有効と思われるような説というのは、経済学者や政治学者を中心にいろいろな意見が実は群雄割拠をしています。その有効性というのは、本来はきちんと検証した上で謳《うた》われなければならないんですけれど、今の時点ではそれが不十分な状態です。

　分かりやすい話で言えば、抗体パスポートと呼ばれるような話だったり、あるいは、何十万人検査をしましょうという話。ややもするとそういう話になってしまうのですが。
抗体パスポートというのは何かというと、一回感染して抗体がついた人に関しては、国際移動だけでなくビジネスも含めて、どんどん外に出て接触しても大丈夫ですよという許可を出して、流行対策にもそういう人が最前線に行くようにしながら運営していこうというものです。ですが、倫理的問題はもとより、そもそもそれがうまく回るかどうかということをしっかりと検証した計算や実証が、今の時点では無いんですよね。単なる思いついた発想プラスアルファぐらいのところの域を出ていないのが残念なところなんです。

検査の場合もそうです。40万人パー・デイぐらいで検査をすれば、新宿を一掃できるということをおっしゃる人もいるのですが、診断したあとの、たとえばそれぞれ診断された感染者がどこで時間を過ごして二次感染を防いでいくのかというオペレーションだったり、誰が検査をするのかということだったりに、現場感もなければ、実行可能性や有効性に関しても、十分な検証が行われた上で練られているアイデアには思えない。

そういう意味で言うと、実は先ほどのご質問の、「ハイリスクの人だけをシールドして、その他の人が動けばいいではないか」という理論は、数理モデルを専門にしている立場から言うと、全然実証しようと考えられていないんだなと思います。

どういうことかと言うと、若い人たちの間だけで伝播が起こると、一見、被害は少ないように見えるかもしれないですが、同時に流行が起こりますよね。そうすると、ご存じのように、若い人の間の流行を制御できなくなるんですよ。そうなるとそれが高齢者の中に入っていくのをシールドするのは、やっぱり、相当困難なんです。

これはインフルエンザの話で、似たような議論がありました。ご高齢の方で亡くなる確率が高いから、予防接種を高齢者を対象にしようかと。あるいは、子どもが伝播をしやすいから、伝播を止めて流行を止めるために子どもに接種しようかという議論があるのですよね。で、先ほどの話はどちらかというと、高齢者に接種して高齢者が感染するのを防げば、被害は少なくなるのではないかというセオリーに近いですよね。

それでは、子どもに接種するという対案と比較して、どちらのほうがパフォーマンスが高いかというのをきちんと見てみると、このインフルエンザの予防接種で明確になったことは、実は子どもに接種して、伝播を止めて、集団免疫を作って流行を起こさないほうが、高齢者一人一人が不完全なワクチン接種をして、感染して亡くなるリスクをそのまま部分的に野放しにするよりも、ぜったいに有効性が高いということが、モデルでシミュレーションをした場合もそうですし、実証として検査をして、その後フィールドで見て、それぞれのポリシー比較をして、ということがそれぞれ進んだときにも、やはり子ども接種のほうがよかったというようなエビデンスが積み重なっていったわけです。

つまり、集団免疫を重視せずに流行が起こってしまえば、そこから漏れ出すものを止めるという機構はなかなか無いので、高齢の人やハイリスクの人だけシールドしようとしても、その「シールドする」の部分に、現場感としての難しさがかなりあるということです。

もちろん、意見として出すのは、民主主義なのでどんどんやるべきだとは思うんです。ですが、意見の醸成の仕方とか、検証の仕方というのも、ある程度、分野の境界を超えて検証できるようにならないといけないなあというのは感じますね。

当初、経済学に強い方たちが、たくさん検査をしたほうがいいのではないかという話をされたんですよね。実際に武漢市では、ものすごい数の検査が行われて、感染者を見つけることができたりしています。ですが、それが流行制御に役立ったかどうかというと、何かちょっと謎ではあるんですよね。

そして同じようなことを、たとえば新宿とか池袋でやったらうまくいくかな、というと、先ほど申しましたように、その先のオペレーションというところまで、おそらくそういう推奨をしている人はあまり考えていないというのも問題なんです。でも主張されるのであれば、もう一歩二歩先の段階までを見据えて議論してみるというのは後々のためにも生産的だとは思っているので、なんというか、無碍《むげ》にイデオロギー的な対立を生むよりは、どうやって検証、実証をしていくのかというのを、皆で勉強していくということを根気強くやる機会だな、とは思っています。

「高齢者だけ感染させない」は現実的ではない

岩田　先ほどのインフルエンザのアナロジーで言うと、子どもに予防接種をしたほうが、リスクのある、ワクチンの効きにくい高齢者だけに接種するよりも、結果が出やすいという話があるわけです。まあもっと言うと、ポリシーレベルになるとだいたい、両方接種しましょうという話になるんですね。そのほうが、アディティブ（付加的な）効果は高くて、ご高齢の方はインフルエンザワクチンは推奨されていますし、日本はそうでもないですが、アメリカなどでは小児でも予防接種しましょうということに今はなっています。

　ですから、流行の元となっている人を抑えるとともに、ヴァルネラブル（傷つきやすい）な人を守りましょうという二重仕立てでやるわけです。もし今後、新型コロナウイルスのワクチンができたときに、どちらを優先させるかというのは、数に限りがある場合には、かなりもめると思うんですけど、

西浦　はい、はい。

岩田　まあ、我々臨床医にとっては、さっきのイデオロギーの話で言うと、イデオロギーよりも結果のほうがずっと大事なので、どちらもやりましょうというのが一般的な考え方ということになります。

　新型コロナに話を戻すと、基本的に新型コロナというのは、水みたいなものだというふうにぼくはいつもたとえ話でお伝えしているのですが、感染者の数が少ないときは、全然たいしたウイルスではない。１人とか５人の感染者、あるいは50人、１００人程度なら、全然問題ないと。水で言うならば、一滴の水なんていうのは全然ものともしないし、コップ一杯の水も大丈夫、金盥《かなだらい》一杯の水も、まあたいしたことない。ただこれが、感染者がすごく増えてしまうと、それが雨になって豪雨になって、台風になって津波になって、もう津波レベルの水の量になると、人間の力ではとても太刀打ちできないということになります。

　コロナウイルス感染症がコミュニティに広がって、たとえば今のテキサスやフロリダのように、ものすごい勢いで感染者が毎日毎日増えてしまうと、もうあっという間に病院は終わってしまいます。重症者が増えて、死亡者もだんだん増えてくる。そうすると、特にこのコロナウイルスは、ＩＣＵなどにいる重症者が、重症者でいる期間が長いんですね。ＡＲＤＳ（急性呼吸窮迫症候群）という肺が壊れた状態が延々と続くのですが、心臓や腎臓、肝臓は動いているので、人工呼吸器につないでいれば、長らえられるわけです。だから何週間という長期戦になります。生き延びても、亡くなられても。

一方でICUというのは、何百、何千とベッドがあるわけではないので、そうした重症者がちょっと増えると、あっという間にいっぱいになってしまう。そうすると次に重症者が来たときに、患者さんをとれるかとれないかというものすごい葛藤が起きます。実際に葛藤が起きていました、4月に。すると今度は、ICUで他の重症患者をとれなくなるというので、閉鎖しなければいけないとか、そういうことも起きる。

そうすると、これまでの重症患者、たとえば脳卒中だとか、心筋梗塞とか、交通事故とか、そういう人たちというのはもう行き場を失ってしまって、周辺の医療機関、指定医療機関ではないところを圧迫する。あっという間にコミュニティの医療そのものがどんどん圧迫されてきます。これで院内感染でも起きようものなら、もう大打撃で、ほとんどとどめを刺される感じになってしまう。

という感じで、ちょっとしたきっかけで、ガタガタガタガタっと、やられてしまうのが、いわゆる第一波のときに、我々が肌身で感じた、すごく恐ろしい現実です。

で、若い人の流行をほったらかしにしておくと、さっきの蟻の一穴で、ちょっと油断するとすぐに高齢者のコミュニティに入っていくわけです。ちょうど先週末に、在宅医療の方々とＺｏｏｍ会議をしていたのですが、在宅医療などを担っているのはみんな若者ですから。若い医療従事者が寝たきりの高齢者のところに行って、リハビリをしたりいろいろなケアをしたりするわけですね。となると若い人の流行を野放図に放っておきつつ、かつ在宅医療では感染を起こさない、なんていうスキームはありえっこないですよね。

福祉や介護や医療を担っている人は、ほとんどが若者です。看護などはほとんど30代ぐらいまでの人が実務の人であって、で、そういう人の感染はほったらかしにしておいて、高齢者では感染させないなんていうことは、到底、現実的な目標とはちょっと言えないです。そんなに高齢者と若者って分断されていないですから、コミュニティって。

ですので、若者の感染をほったらかしにして、好きなように感染させて、高齢者が守れるというのは、とても現実的なスキームには見えないです。

抗体ができることの意味

岩田　それから抗体なのですが、これも長い議論の歴史があります。つまり「抗体ができる」ということと「免疫ができる」ということは、同義とは限らないわけで、これは感染症によって違うわけですね。コロナについてはよく分からないというのが今の状況だと思います。

一番典型的だったのが80年代のエイズですよね。ＨＩＶ感染が起きて抗体ができたというときに、それが「治った」という意味なのか、それとも「罹っている」という意味なのかということの長いディベートがあったわけです。このさなかに薬害エイズ事件が起きましたが、ＨＩＶ抗体があることの意味について、ずっと侃々諤々の議論が行われていました。

今、分かっているのは、このＨＩＶ抗体が陽性になるというのは「ＨＩＶ感染が起きている」という意味で、「守られている」という意味ではないということです。これは梅毒もそうですし、それから、一部のＢ型肝炎もそうです。ですので「抗体ができると感染から守られている」とか、「これから感染から守られるであろう」ということとは全然別の話なわけです。

そうすると、若い人が罹ったら、その人たちを前線に出せばいいんだっていうスキームは、じつは前提そのものが満たされていないということは容易に分かるわけですね。

この辺りのことについては、感染症学の基本的なところを全部すっとばしたところで議論が行われている。とはいえ本当は、さきほど西浦先生がおっしゃったように、民主主義なので、そういう議論をするのは誠に結構なことではあるのですが、そうした際には全部、感染症のプロに、たとえば抗体ができるというのはどういう意味なのかということについてもチェックを入れてから議論を進めるべきなんです。そういう原理原則、ＡＢＣみたいなところをすっとばして、いきなりぴょーんと飛び込んで議論をするというのは、児戯《じぎ》、子どもの遊び的なレベルではいいのですが、ポリシーを作るレベルでそういうことをするというのは、やっぱり賢明とは言えないなと思いますね。

今後のウイルスとのつきあい方

編集　では、最後になります。西浦先生は先日も対談で「世界が壊れるのが心配」などとおっしゃっていて、やっぱりそういう状況と見ているのだなと改めて思ったのですが、これからどんなふうにこのコロナウイルスとつきあって、乗り切っていくかということへのアドバイスを一言ずついただけたらと思います。

西浦　はい。おそらく、これから流行を繰り返しながら、社会全体としても個人としても両方ですが、このウイルスとどうつきあっていけばいいのかということに関して、模範になるような最適な選択肢というのが、いくつかずつ、おそらく複数ずつ提示されてくると思います。それをおそらく世界全体で学びながらやっていくことになると思うのですが。

で、そういった情報と、煩雑《はんざつ》な情報の両方が、流布されながら流行が進んでいっているというのが、インターネットがすごく発達した今の時代の、超えていかなければならないコミュニケーション課題の一つであると思います。そういった情報を上手に取捨選択しないと、この流行を走り抜けられませんが、おそらくきちんと情報にアクセスしながら、ずっとこの経過を追っていただくと、皆さんそういう中で、信頼に足る情報がどれであって、どうすればいいのかということが、時間をかければ必ず分かってくると思います。

で、それにできるだけ早くアクセスをしましょうということなんです。そこまでの間、どれくらいの時間がかかるかというと、けっこう長いと思っています。集団としてどうすればいいのかに関しても、議論が洗練されて一致した見解が出るまでやっぱり時間がかかると思うので、単純な話ではないと思うのですが。

で、そこまでの間、明るい要素が今、無いので、皆さんにそうした情報提供をするという専門家としての責務は果たしつつですけれど、明るい要素を研究者側でうまく作り出さなければなと思っています。

はっきり言うと、もう先が見えない状態なんですね、今。そんな中で、明るい予想を作っていくというのは、治療を担う臨床医だけでなくて、ポピュレーション全体にある程度責任を持っているぼくたちだったり、基礎医学でワクチンや治療薬を開発している人だったり、それぞれの専門家、プラス、今回は、もしかするとこのあと、医学研究者ほぼ全員が参入するような事態になるかもしれません。そうしないと、ちょっと短期決戦では終わらせられそうにないですから。ですので、この長期化した中でどうすればいいのかというのは重要な課題になってくると思うので、明るい要素をちょっとでもいいから提供できるようにしないというふうには思っています。

できるだけ楽をして感染症を防ぐ「最適解探し」

編集　明るい要素……具体的にはどのようなものを想定しているのでしょうか。

西浦　はい、単純に言うと、ロックダウンがずっと繰り返し行われなくてもよくて、クラスター対策でも「ここだけを最適解にしておけば、何とか走りきれますよ」ということが一つ分かるだけでも、相当いいわけですよね。この流行が、何回も繰り返し、インパクトをもって訪れるという戦々恐々とした状態が続いていることと比較すると、相当いいわけです。

　でも「社会の一部のここだけを対策すれば、なんとかなりますよ」というレベルのものというのは、お渡しすることは簡単ではなくて、今、だから必死に（データを）見ています。今明確に、はっきり言えるのは、「接触しなければこの感染症は防げますよ」っていう第一段階までは行っているんですよ。ですが、そのやり方や細部がすっごく難しいから、皆さん混乱をしている。

それをもう一歩先に進めて、「このような形で接触が削減されると、防げますよ」までは行けると思うのです。こういったものを、研究者の責務としてできるだけ早くタイトなものを提供できないといけないと思っていて、今はコロナの流行のデータと向かいあっています。

編集　三密を避けて、クラスターが散発的に起こってくるのを封じ込めることを繰り返していくというのを続けていけば、というイメージではなくて、ですか？

西浦　いえ、それは継続的に行われているのコロナ対策の発想ですよね。でも、今、流行を見て分かるとおりで、それをやっているだけだと、どこかでメラメラと流行が大きくなってしまう可能性もありますし、その上、保健所の人も大変だったりするわけですよね。「もっとスマートに、できるだけ楽をして、時間稼ぎをする方法がこれですよ」というのが、明確に分かって、しかもそれが社会的損失が最も少ないと分かれば、いいわけじゃないですか。そういう「最適解探し」というのは、けっこう重要な役割だなって思っています。

編集　なるほど。とはいえこのような状況が、少なくともあと数年は続くというのは、もう当然のこととして先生方には共有されている感じなのでしょうか。

西浦　ワクチンがこの冬には間に合わなそうというのがありますので、数年というよりも、とりあえず1年以上は続くというのは、ある程度予想されていますよね。そのあとも、大きくゲームチェンジャーになるものがあるのかどうかといえば、課題がまああります。

ですからそんな中で、大規模な経済的損失を伴いながらいろいろな接触の削減をしていくのではなくて、社会の一部で工夫して「急所を叩けばうまくいくよ」的な解が見つかれば、とりあえず走り抜けるときに、痛みをそこまで伴わずに、かつ、保健所の人も疲弊しすぎずに済むわけですよね。

アプリなどが注目をされたのはそのせいです。接触者追跡アプリで全てうまくいくのであれば、これでやったらいい、という意図があるわけです。

人類が今、皆で知恵を結集してやろうという流れにもなってきているなかで、そういう解決策のようなものが、短期的に複数提示されないことはおそらくないと思っていますから、まずはそこの段階まで早く、世の中をもっていかないといけないというのが、研究者コミュニティの責任だろうと思っています。

一瞬一瞬の最適解を多様化し、ばらばらに選択する

編集　岩田先生はどうでしょうか。

岩田　この新型コロナウイルスは、今まで感染症界に存在したことのないタイプの病原体だという話を先ほどしたのですが、それと同時に、このウイルスは、感染症の原理原則はきちっと踏襲《とうしゅう》している、非常にコンベンショナルな、要は、原理そのものを踏み外したウイルスではないということです。

シンプルに言うと、感染経路がちゃんとある。そして感染経路がなくなるか、もしくは遮断されれば、感染は防げる。そして最終的には、数理モデル的に言うところの、流行がなくなるというところに行き着くと。

で、これはもうパスツールの時代から分かっていることですが、感染経路というのがやはり重要なんだよということ。そこ自体は、ぜんぜん揺るがない。プリンシプルはやっぱり変わらない。だからここから外れないということはすごく重要だと思います。

で、西浦先生のおっしゃった最適解探しというのはすごく重要なんですけど、それに加えて、いかにその一瞬一瞬、刹那《せつな》刹那での、その場、そのときにおける最適解というのを多様

化できるか、あるいはスピード化できるのかっていうのが、すごく重要だと思っています。

　それはとりもなおさず、さきほど西浦先生がおっしゃった「いかに楽をするか」ということにも通じます。今、アメリカではたとえば、アンソニー・ファウチなどが、もう全員マスクをするべきだみたいな話をしています。それは、今、いろいろな手段を取ってもぜんぜん感染の流行が抑えられていないアメリカで、最終的に取られるであろう唯一の選択肢だからそうなわけで、それをたとえば今の日本の神戸市でもみんなマスクするべきかという話とは違うわけですね。

「これが最適解だ」というのは、場所によって全然違うし、フェーズによっても全然違うし、そしてそれは日々変わっていくわけです。これをいかにファインチューニングして、たとえば、島根県のこういう場所だったら、5人ぐらいの密は、まあいいんじゃないの、みたいなところが出てくるかもしれませんし、一方で新宿の歌舞伎町ではとても許容できませんよ、という話も出てくる。

　そういうことを、いかに上手に、行きつ戻りつ、リトリート（退却）したり、攻めに行ったりできるか。攻めに行くというのは、たとえば旅行したり、経済活動をしたり、楽しいパーティをしたりということだと思うのですが、そういうのをどこまで許容できるかということに、だんだん慣れていって、出る、戻る、出る、戻るっていうのを、それぞれの状況下でうまくできるっていうことが、世界中でばらばらにできるようになれば、今よりもだいぶ楽になると思います。

ただ、いつも言うことですが、日本は、みんなでばらばらにやるっていうことをすごく苦手とする国なのです。どちらかというと「みんなで一緒にやる」とか、「どうすればいいのかを教えて欲しい」って言う傾向がある。

みーんながばらばらにやれって言われても困ってしまう。でも実は、みーんなばらばらにやるというのがいちばん、このコロナ対策としては適切なんですよ。ぼくらがやるジョギングでも、ぼくだけ別のルートで、誰とも噛み合わない時間に1人で走っていれば、ぼくが感染するリスクも感染させるリスクもゼロなわけです。

でも、ぼくが「こういうジョギングをすればいいんですよ」なんて言って、みんながそれに飛びついたら、それだけでもうそこがリスクになってしまうわけですよね。

だからいかにみんなでばらばらにできるかがすごく重要なのですが、まあ我々が一番苦手とするところでもあるので、そういうものに堪えることができるかということですね。

エターナルに変わるべきもの

岩田　で、もう一つはやっぱり、エターナルに変わるものも出てくると思います。要は、働き方改革ということになると思うのですが、たとえば保健所で言えば、これまで保健所でこういうふうに働くんだってされていたところの、多くは無駄なわけですよ。

たとえば今も、結核の審査の書類を保健所に出す必要があるのですが、その書類の期限が4カ月と決まっている。たとえばリファンピン（抗生物質）での治療は4カ月間治療をするのですが、初診のときに薬を出さなかったりすると、あと3日で治療が終わるというときに、初診から4カ月を過ぎているからもう一回書類を書いてくれと送ってくるんです。保健所から。

こういったことは本当に馬鹿馬鹿しい決まりです。これは昔から厚労省の指導でやっているのですが、そもそもこの書類自体が必要ない。そういうのは全部取っ払ってしまえばいい。

つまり、今、コロナのことだけを効率化しても、保健所というのは楽にはならない。コロナ以外のところでも、今まで実はほとんど無駄だった仕事というのは山ほどあるわけですよ。そういうものも、これを契機に、本当にこの仕事は必要なのか？　って一つ一つ吟味していけば、実は必要な書類なんてほとんどないと分かると思うんです。まあほとんどないですよ。

エターナルに変えるというのはそういうことです。コロナの時代であろうと、コロナが克服されようと、必要のないものはどんどんこの機会にやめてしまって、それでもっと楽になろうぜ、って。この「もっと楽をしようぜ」というのがそもそも許される、励行《れいこう》されるエートスを作るのが大事です。

保健所とか病院というところはですね、何か、みんながしんどい思いをするのがエライ、みたいにまだ思っているんですよ。まあ、西浦先生とかもそう思っていますよね（笑）。

西浦　わはははは。そんなことないです（笑）。はい、はい。

岩田　しんどいほうがエライっていう、そういう我慢ゲームみたいなのが割と横行していて。

西浦　はい、はい（笑）。

岩田　で、これは、悪だと思うべきです。先週も、神戸大学病院でアウトブレイクが起きたときに、結局みんなが、ＰＣＲ、ＰＣＲの大合唱で。検査室はもう、夜を徹してＰＣＲを回さざるを得なくなるわけですよ。これは悪です。他の医療職を酷使して、苦しめて、我慢させることが許されると思ってはダメだという、そういうエートスを作るべきで。いかに効率よくＰＣＲをやるか。「やる」か「やらない」かではなくて、皆が楽をしながらいかにＰＣＲをサステインできるか、という戦略に変えていかないといけないと思っています。

そのために必要なのはやっぱり、リーダーシップなんですよね。こういう方向で行こうぜっていうリーダーシップがまだ日本にはない。でもリーダーというのはビジョンを示してこそリーダーなんです。「これが行くべき道だ」「光の射すほうはあっちだ」と示すのが本当の仕事なのですが、今は地面のほう、下のほうを向いて「まあそう言わずそう言わず」「まあ徹夜も我慢してくださいよ」などとやっているのが、今の日本のリーダーなわけですよ。

　これだと、救いがないですね。みんなが不幸になる。で、コロナでどんどん不満がたまっていって、最終的には誰も我慢できなくなる。医療従事者だって我慢の限界がきたら、もう我慢はしなくなると思います。保健所も同様です。その我慢大会は、いつまでも続かない。たぶん今年、頑張れるか頑張れないかのぎりぎりぐらいだと思います。なので、この「我慢大会モード」というのではないやり方でやらないと、特に東京なんかは危ないと思いますね。

編集　なるべく楽をして、我慢をせずにという方向性では、一致した着地点ですね。

岩田　はい。自粛も同じで、いかに我慢せずに感染対策をするかというのは大事なわけです。「GoToキャンペーン」も、欲望を我慢するかしないかというところでせめぎ合うわけじゃないですか。だから、いかにリーズナブルに感染対策をしつつ、なおかつ人生を楽しむかが大事だと思います。ギャンブル的に「感染を広げても仕方ない」と、リスクのトレードオフとして楽しむのではなくて、そうでない形でどこまで楽しめるかが、今、すごく大事なポイントだと思っています。

ぼくはサッカーを観るのが好きなので、たとえばサッカーの試合はどこまで回復できるかというのをすごく重要視していますけれど、だからといって、やけになって満員の観客を入れて「アウトブレイクを起こしてもそんなのは関係ない」というようなコロナパーティ的な、単に欲望を発散させるだけみたいなのではないやり方、楽しみ方が重要だと思っていますね。

編集　ありがとうございました。

岩田　西浦先生、がんばってください。

西浦　はい、ありがとうございます。

岩田　でも、頑張らないでください。

西浦　わははははは。岩田先生もお元気で。

岩田　ぼくは、ぼちぼちです（笑）。

（＊２０２０年７月20日、オンラインにて実施）

岩田健太郎（いわたけんたろう）

1971年島根県生まれ。島根医科大学（現・島根大学医学部）卒業。沖縄県立中部病院、ニューヨーク市セントルークス・ルーズベルト病院、同市ベスイスラエル・メディカルセンター、北京インターナショナルSOSクリニック、亀田総合病院を経て、2008年より神戸大学。神戸大学都市安全研究センター感染症リスク・コミュニケーション研究分野および医学研究科微生物感染症学講座感染治療学分野教授。著書に『「感染症パニック」を防げ！』『予防接種は「効く」のか？』『ぼくが見つけたいじめを克服する方法』『1秒もムダに生きない』『99・9%が誤用の抗生物質』『サルバルサン戦記』『ワクチンは怖くない』（以上、光文社新書）、『新型コロナウイルスの真実』（ベスト新書）、『絵でわかる感染症 withもやしもん』（講談社）など多数。

丁寧《ていねい》に考《かんが》える新型《しんがた》コロナ

2020年10月30日初版1刷発行
2021年1月25日　　3刷発行

著　者 ―― 岩田健太郎
発行者 ―― 田邉浩司
装　幀 ―― アラン・チャン
印刷所 ―― 萩原印刷
製本所 ―― 国宝社
発行所 ―― 株式会社光文社
東京都文京区音羽1-16-6（〒112-8011）
https://www.kobunsha.com/
電　話 ―― 編集部03（5395）8289　書籍販売部03（5395）8116
業務部03（5395）8125
メール ―― sinsyo@kobunsha.com

 ISBN 978-4-334-04499-2

1092

丁寧に考える新型コロナ

岩田健太郎

長期戦が予想される新型コロナ対応。あらゆる項目について「分かったつもり」でなく「本当に分かる」までじっくり解説する。巻末特別対談「西浦博先生に丁寧に聞く」も収録！

978-4-334-04499-2

1093

失敗しない　定年延長

「残念なシニア」をつくらないために

石黒太郎

日本企業に跋扈する「残念なシニア」を放置すると、日本経済が崩壊に向かう――!?　気鋭の人事コンサルタントが、会社もシニア自身も活性化させる「正しい定年延長」を提言する。

978-4-334-04500-5

1094

新型コロナはアートをどう変えるか

宮津大輔

世界のアート市場は、新型コロナウイルスの蔓延によってその姿を一変させた。アートはこれからどう変化するのか――。歴史・社会・経済を通して、アート市場の未来を大胆に予測。

978-4-334-04501-2

1095

室温を2度上げると健康寿命は4歳のびる

笹井恵里子

寒い家に住んでいると早死にする!?　最新の研究結果を元に頻尿、不眠、寝つきの悪さ、高血圧、アレルギーなどを「住環境」で改善させるアイデアを提案する日本人必読の一冊。

978-4-334-04502-9

1096

税金下げろ、規制をなくせ

日本経済復活の処方箋

渡瀬裕哉

日本が不況から脱出できないのは「税金と規制」の問題だ。この国では「増税はやむなし」なのか？　日本が打つべき手とは？　俊英の政治アナリストが、私たちに刷り込まれた洗脳を解く！

978-4-334-04503-6